U0341977

李志沧 传统中医正骨术

主 编 李志沧

副主编 李朝阳

中国医药科技出版社

图书在版编目（CIP）数据

李志沧传统中医正骨术 / 李志沧主编 .—北京：中国医药科技出版社，2015.3
ISBN 978-7-5067-7222-8

Ⅰ. ①李… Ⅱ. ①李… Ⅲ. ①正骨手法 Ⅳ. ① R274.2

中国版本图书馆 CIP 数据核字 (2015) 第 303156 号

李志沧传统中医正骨术

美术编辑　陈君杞
版式设计　大隐设计

出版　中国医药科技出版社
地址　北京市海淀区文慧园北路甲 22 号
邮编　100082
电话　发行：010-62227427　邮购：010-62236938
网址　www.cmstp.com
规格　710×1020mm $^1/_{16}$
印张　15 $^3/_4$
字数　207 千字
版次　2015 年 3 月第 1 版
印次　2015 年 3 月第 1 次印刷
印刷　三河市万龙印装有限公司
经销　全国各地新华书店
书号　ISBN 978-7-5067-7222-8
定价　298.00 元
本社图书如存在印装质量问题请与本社联系调换

内容提要

重庆市涪陵区名老中医、骨科专家李志沧，从事中医正骨工作60年。经长期临床实践，治疗上百万例骨折损伤患者，积累了大量的宝贵经验，逐渐形成了独具特色的正骨诊疗技术。其治疗效果显著，群众信誉度很高。

本书集四代祖传正骨经验和各家之长，更是作者60年来临床创新发展的经验总结。

创新正骨术的特点：①少损伤或不损伤，更不能加重损伤；②巧妙灵活的正骨手法，合理使用小夹板固定方法，配合辨证论治的内、外用药；③充分利用机体的内在动力和人体拥有的自我修复能力和再生能力、自我改造能力和塑型能力、自我清障能力和排异能力、自我抵抗能力和免疫能力等，处理好在整个骨折治疗和功能恢复过程中的各种矛盾。

本书以一个手法，一个方药，一个法则，表达清楚，易于学习，易于掌握，易于操作，临床实用，疗效独特。

特色创新篇

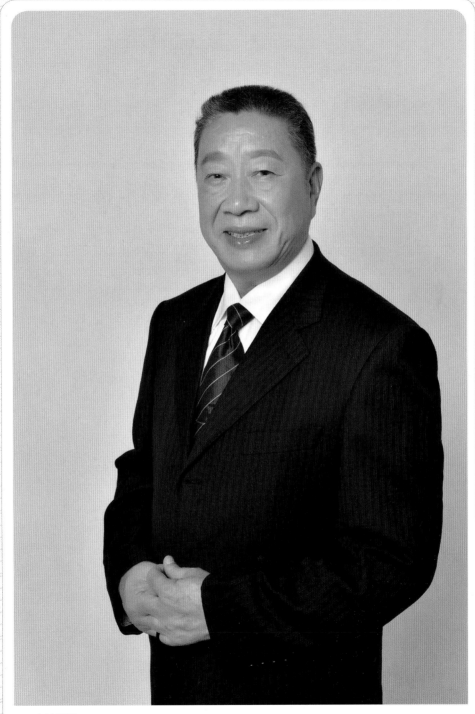

主编近照

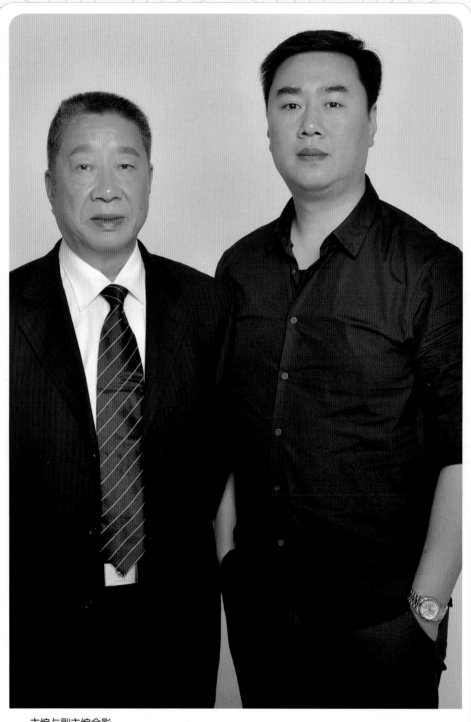

主编与副主编合影

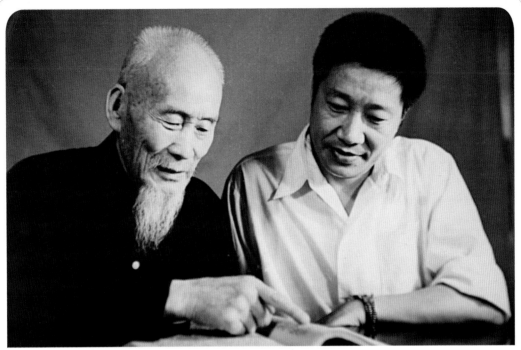

主编与启蒙老师刘玉生名老中医合影

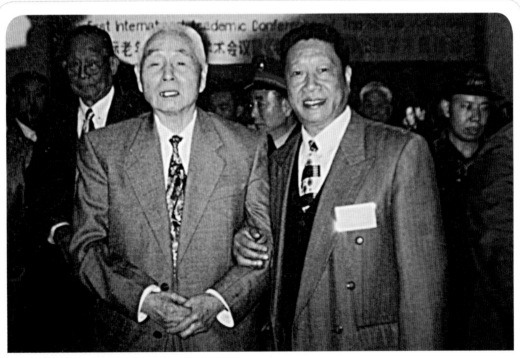

主编与原卫生部部长钱信忠先生合影

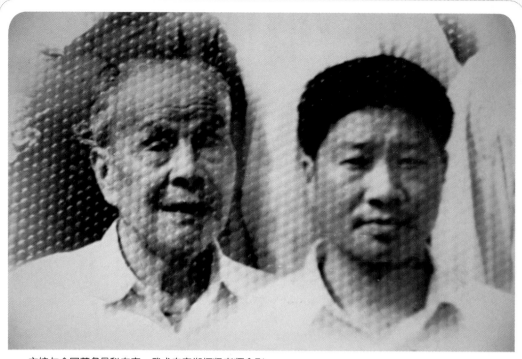

主编与全国著名骨科专家、武术专家郑怀贤老师合影

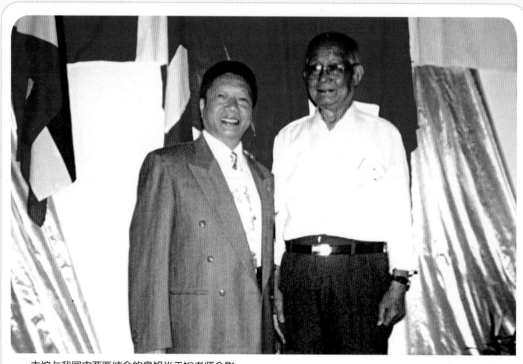

主编与我国中西医结合的鼻祖尚天裕老师合影

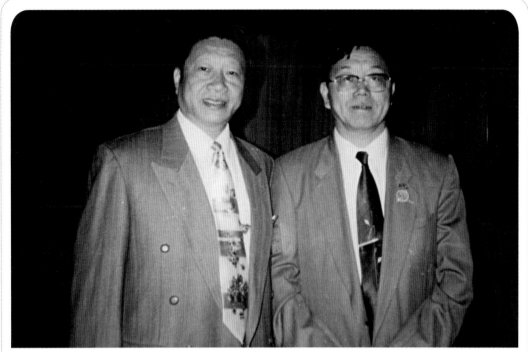

主编与世界中医骨科联合会（以下简称"世界骨联"）主席、上海中医药大学校长施杞教授合影

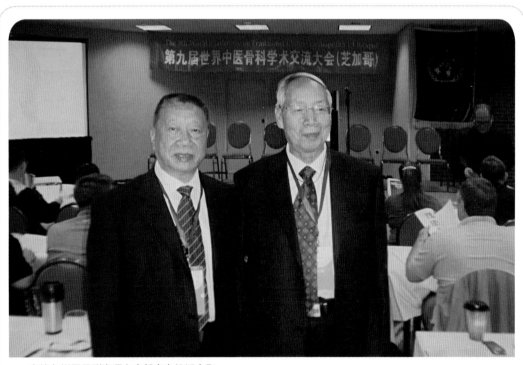

主编与世界骨联资深主席郭宪章教授合影

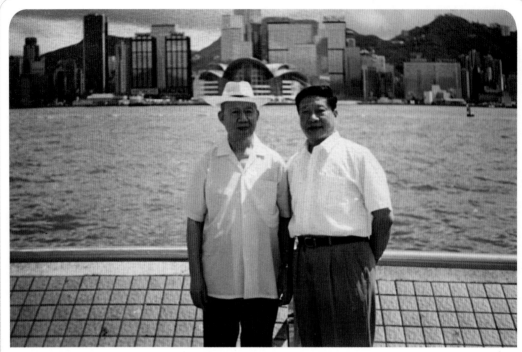

主编与洛阳正骨医院院长郭维淮教授合影

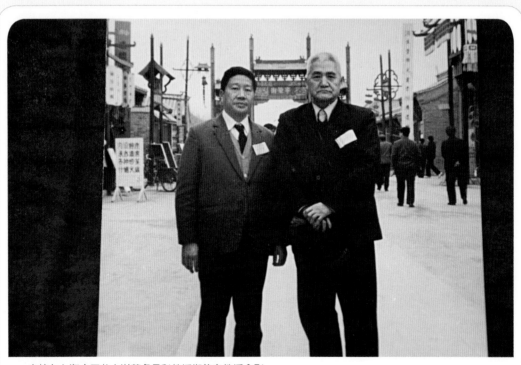

主编与上海中医药大学著名骨科教授郑效文教授合影

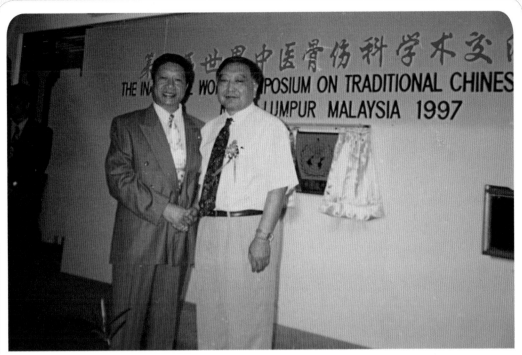

主编与天津骨科医院顾云伍教授合影

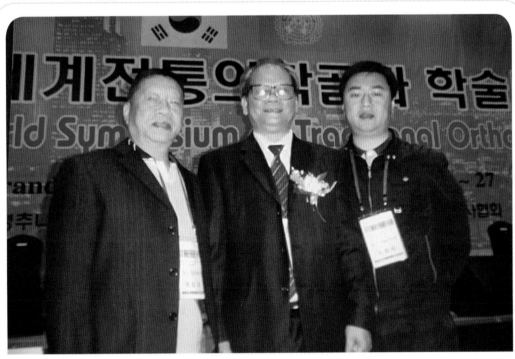

主编、副主编与世界骨联秘书长韦以宗教授合影

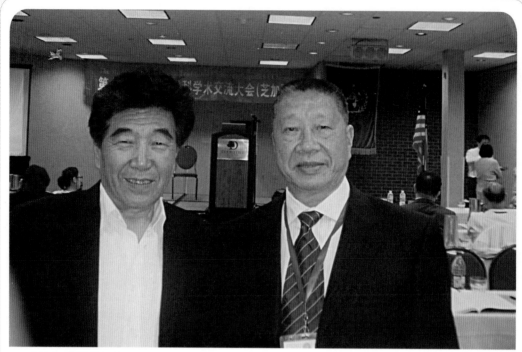

主编与王凤岐教授合影

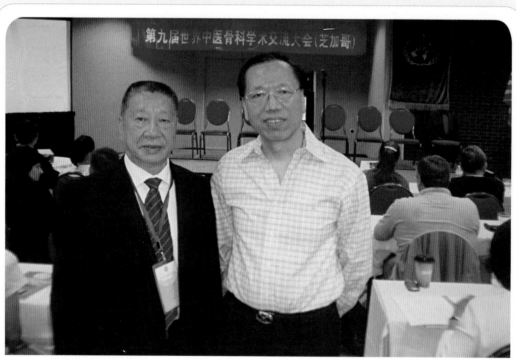

主编与香港陈忠良教授合影

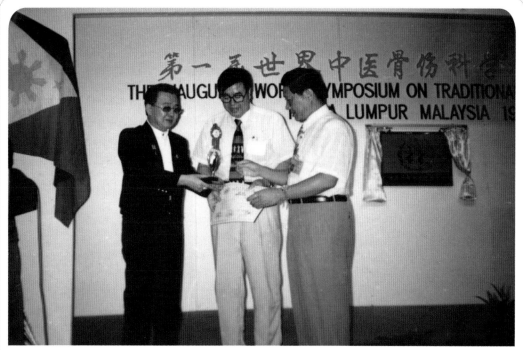

主编在马来西亚召开的世界中医骨伤科学术交流大会上获得尚天裕科学进步二等奖

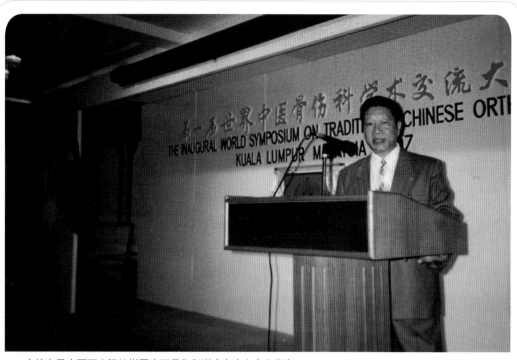

主编在马来西亚吉隆坡世界中医骨伤科学术交流大会上发言

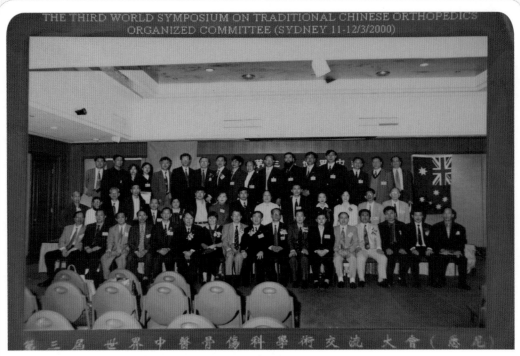

主编在澳大利亚参加第三届世界中医骨伤科学术交流大会

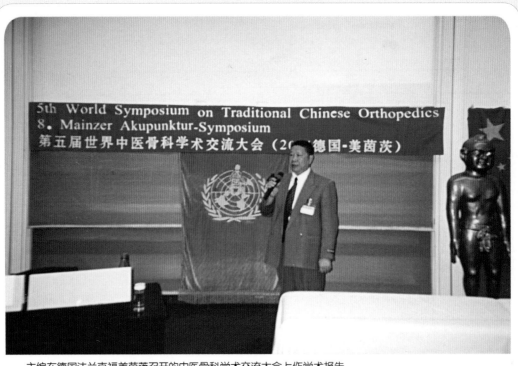

主编在德国法兰克福美茵茨召开的中医骨科学术交流大会上作学术报告

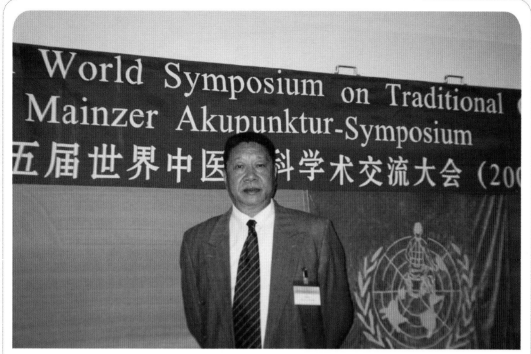

主编参加第五届世界中医骨科学术交流大会

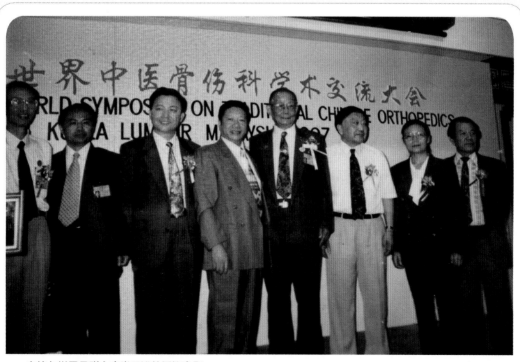

主编与世界骨联主席尚天裕教授等合影

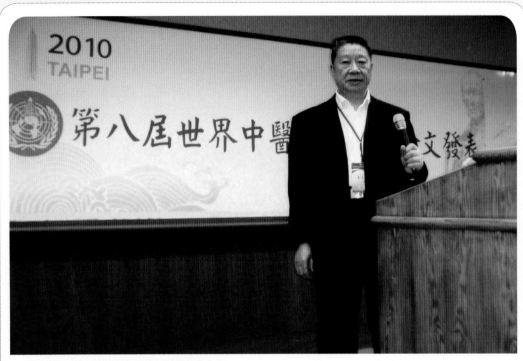

主编参加第八届世界中医骨科学术交流大会

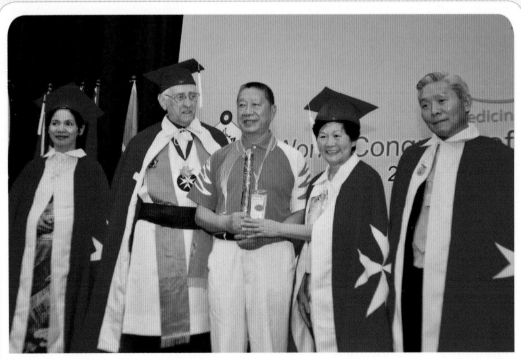

主编在斯里兰卡第 50 届世界传统中医药学大会上获奖

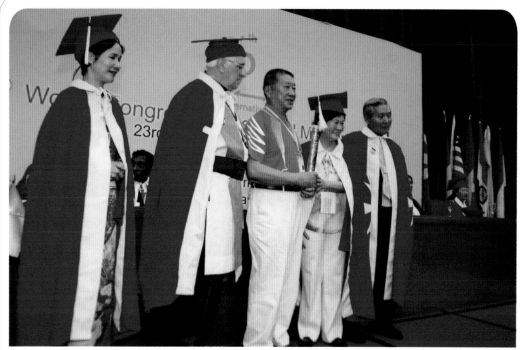

主编在第 50 届世界传统中医药学大会上获奖并与其他专家合影

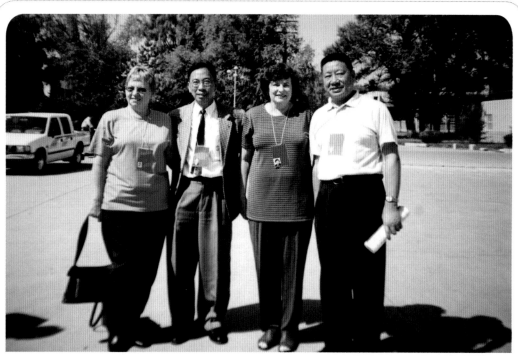

主编参加学术会议时与外国专家合影

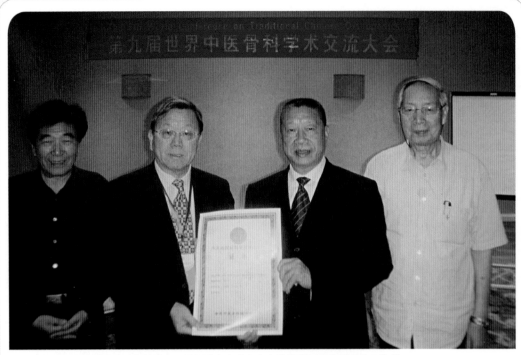

主编在美国芝加哥召开的世界中医骨科学术交流大会上获得尚天裕科学进步二等奖

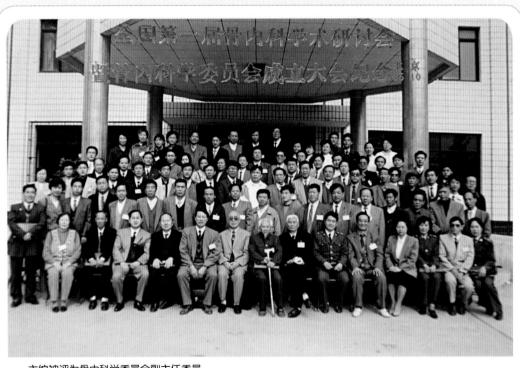

主编被评为骨内科学委员会副主任委员

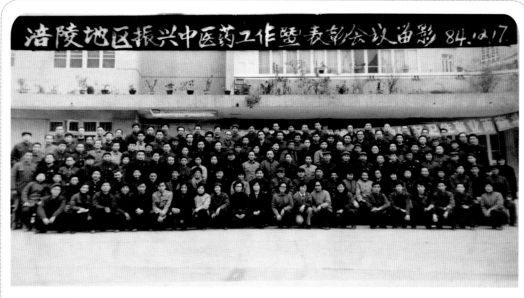

主编被评为涪陵地区振兴中医先进工作者

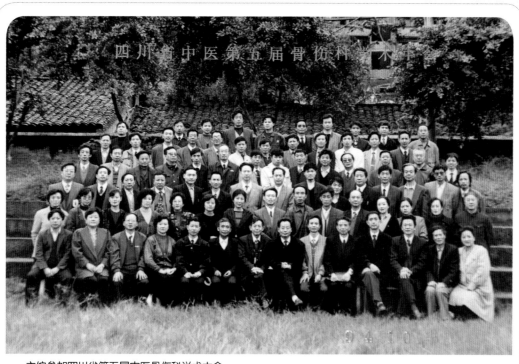

主编参加四川省第五届中医骨伤科学术大会

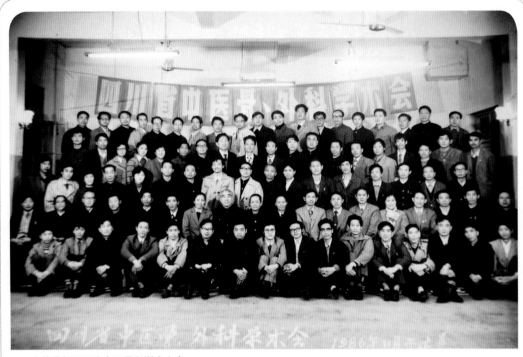

主编参加四川省中医骨科学术大会

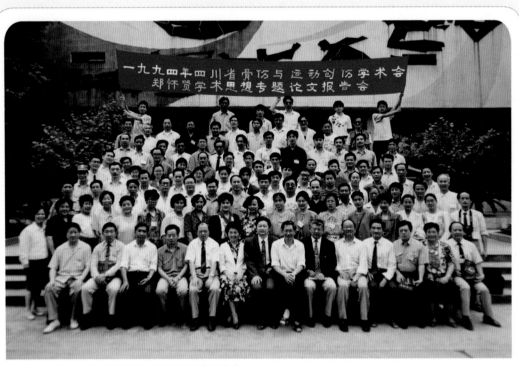

主编在成都参加郑怀贤学术思想专题论文报告会

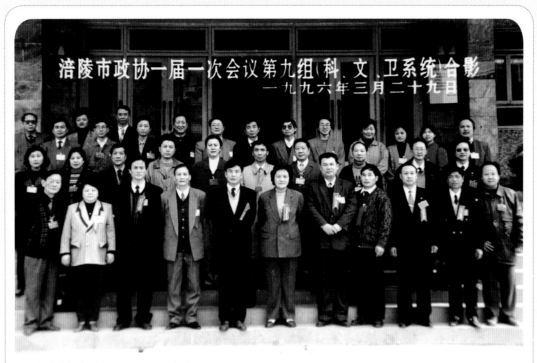

主编参加涪陵市政协一届一次会议

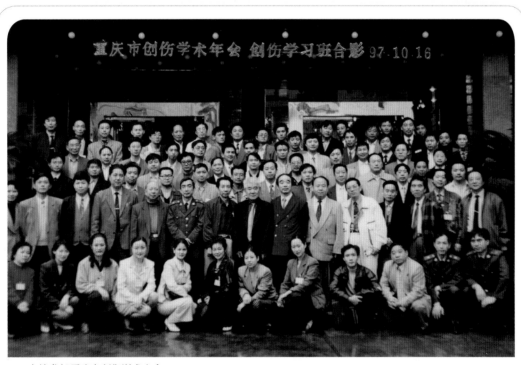

主编参加重庆市创伤学术大会

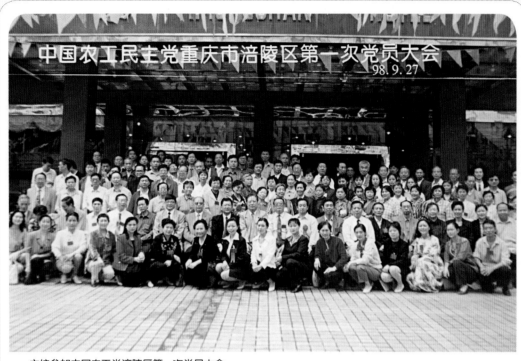

主编参加中国农工党涪陵区第一次党员大会

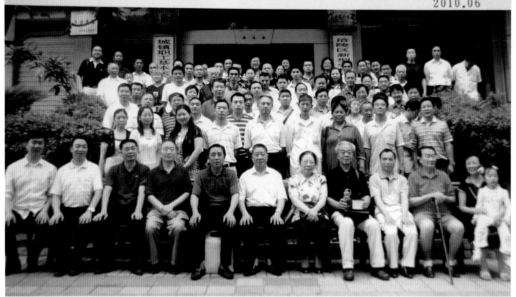

2010 年主编在重庆市涪陵区召开的名老中医李志沧从事中医正骨 55 周年学术研讨大会上合影

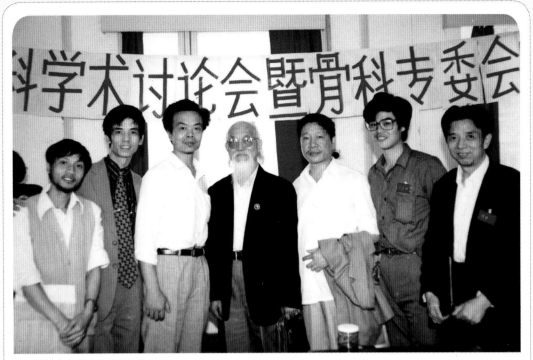

主编参加重庆骨科专委会

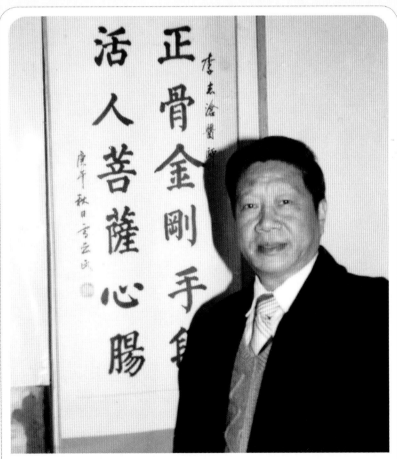

涪陵日报社书画师文世华先生题词

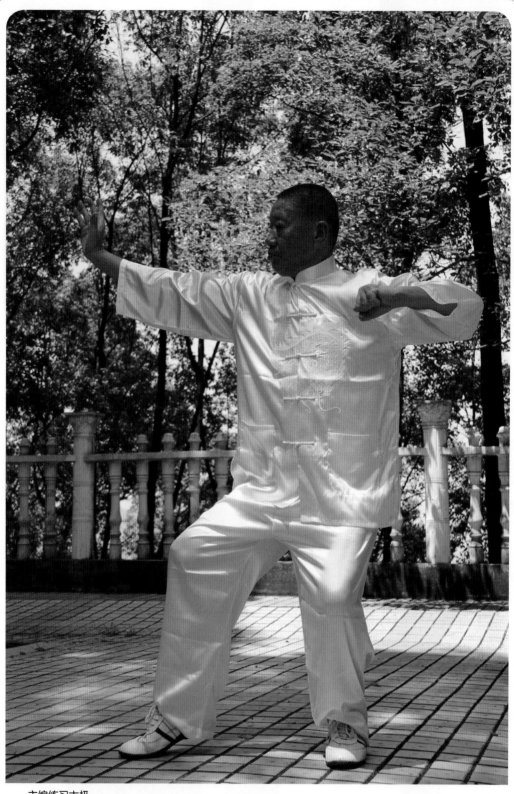
主编练习太极

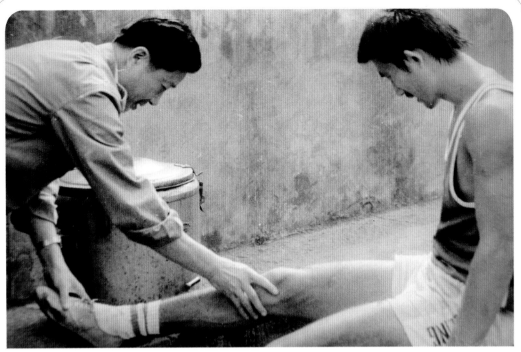

主编在运动场上工作照

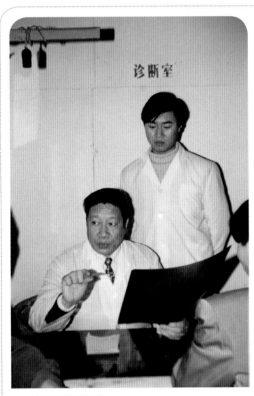

主编带徒工作照

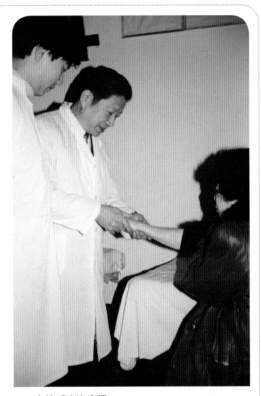

主编手法治疗照

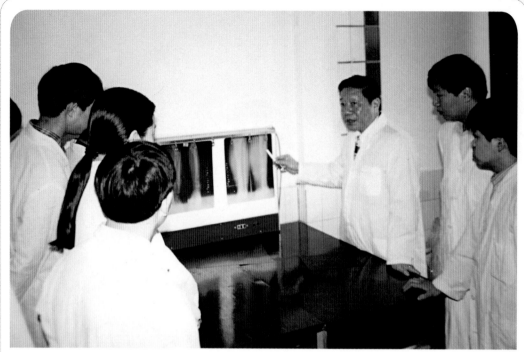

主编给学生讲解骨科手法

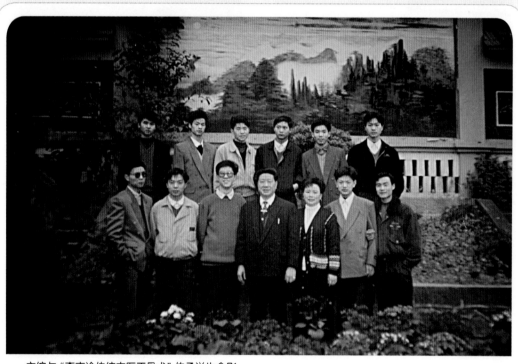

主编与"李志沧传统中医正骨术"传承学生合影

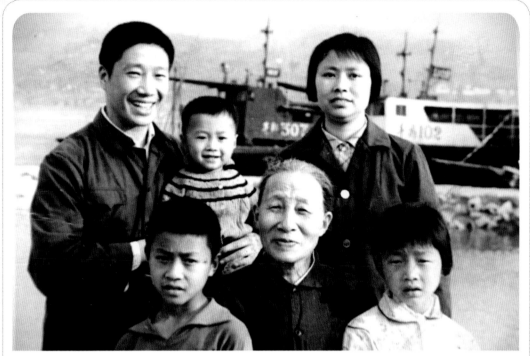

主编全家福

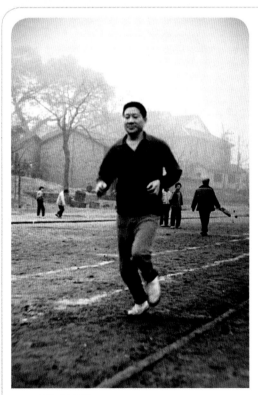

主编生活照

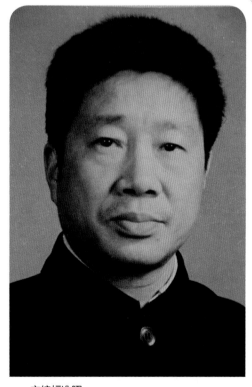

主编标准照

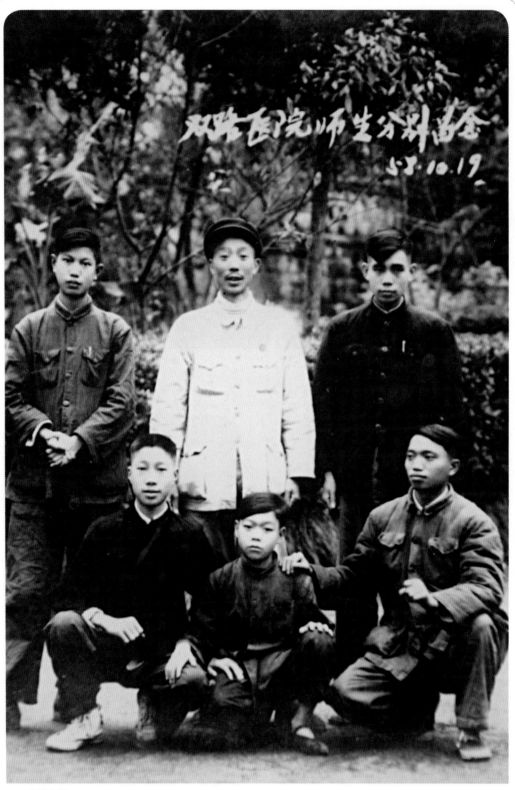

师生留影

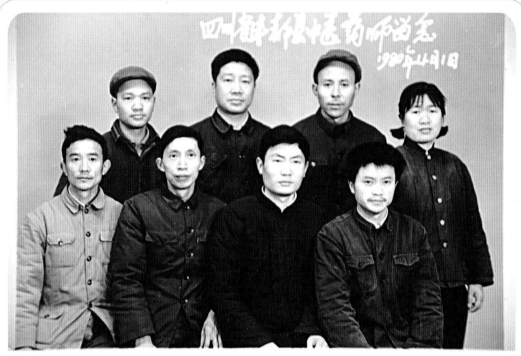

主编与中医药师合影

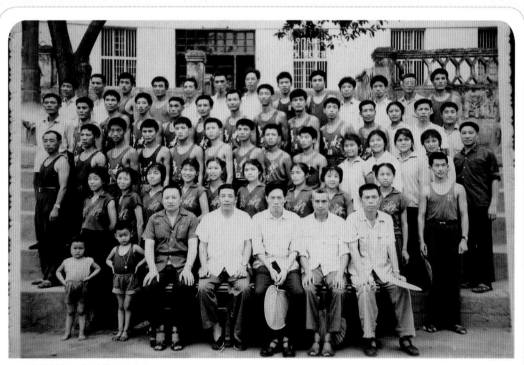

主编曾经工作过的团队合影

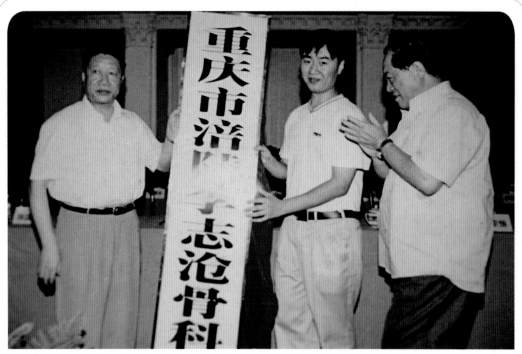

2000 年在涪陵正式挂牌成立李志沧骨科医院

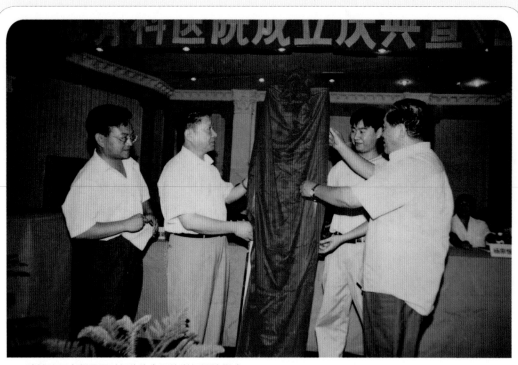

涪陵地区老领导罗时恕先生为医院举行揭牌仪式

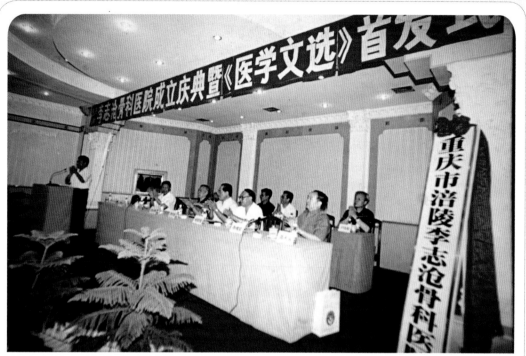

李志沧骨科医院成立庆典大会主席台

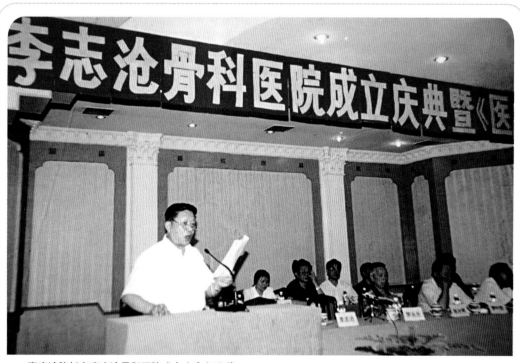

李志沧院长在李志沧骨科医院成立大会上致辞

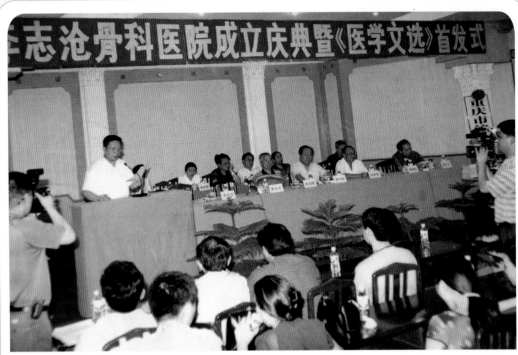

李志沧在《医学文选》首发式大会上致辞

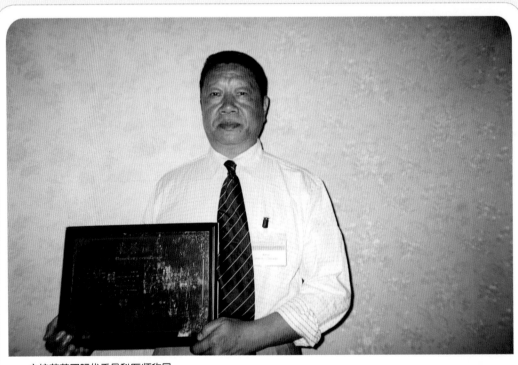

主编荣获国际优秀骨科医师称号

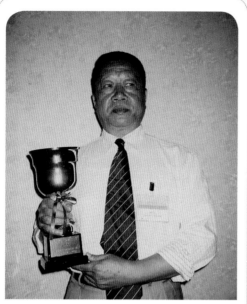

主编荣获优秀骨科医师荣誉奖

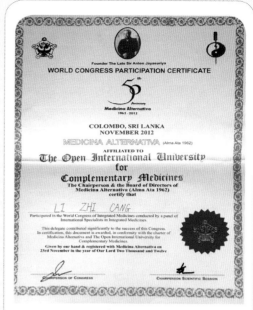

主编荣获 50 届传统中医药学杰出论文奖

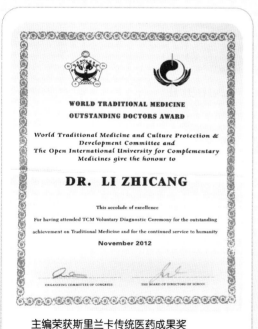

主编荣获斯里兰卡传统医药成果奖

证书编号：A41014

科学技术成果生产力转化评价证书

成果文献作者	李志沧、李朝阳
成果文献题目	顶折手法治疗陈旧性肱骨髁上伸直型骨折 148 例
成果文献原载	《中国中医骨伤科杂志》1999 年第 5 期
可行性 评价	发扬中医正骨手法之长，突出运用顶折的再折整复手法，治疗陈旧性肱骨髁上伸直型骨折，收到满意疗效。本临床研究，坚持中医特色，顶折手法准确巧妙，辨证用药对症合理，治疗机理科学、推拿按摩措施得当，疗效确切显著。本成果具有较高的技术水平和应用价值，值得同行学习借鉴、推广应用。
转化效益 评价	本文介绍的顶折手法治疗陈旧性肱骨髁上伸直型骨折的技术方法，科学合理、实用性强，应用效果好。推广应用此方法，不但大大减少骨折的并发症和后遗症，而且骨折愈合快，功能恢复好，后遗症少，具有良好的经济和社会效益。

中 国 生 产 力 学 会 高级科技专家委员会

主任委员 于光远

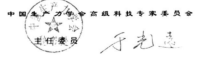

主编和副主编荣获中国生产力学会高级科技
专家委员会颁发的评价证书

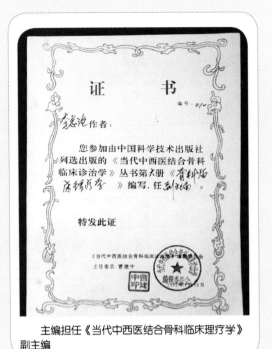

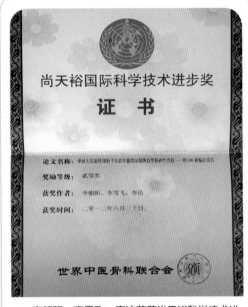

主编担任《当代中西医结合骨科临床理疗学》副主编

李朝阳、李雪飞、李洁荣获尚天裕科学技术进步二等奖

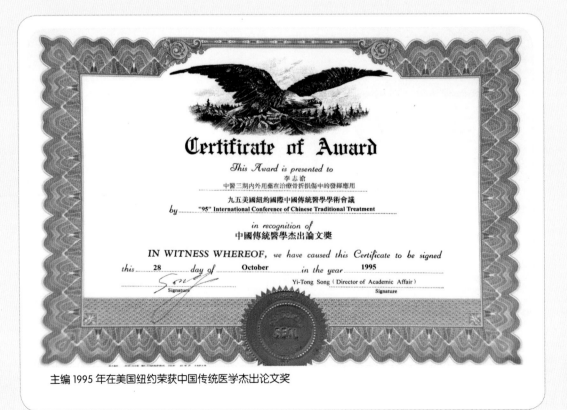

主编 1995 年在美国纽约荣获中国传统医学杰出论文奖

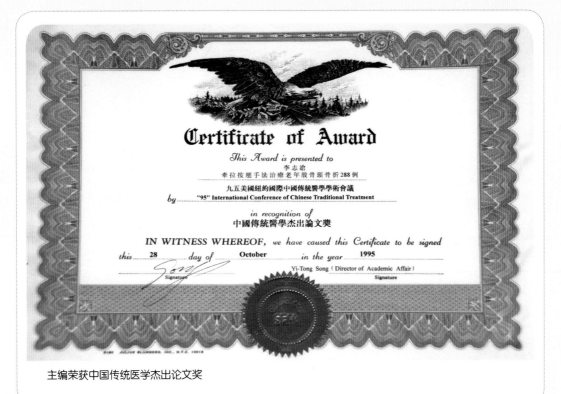

主编荣获中国传统医学杰出论文奖

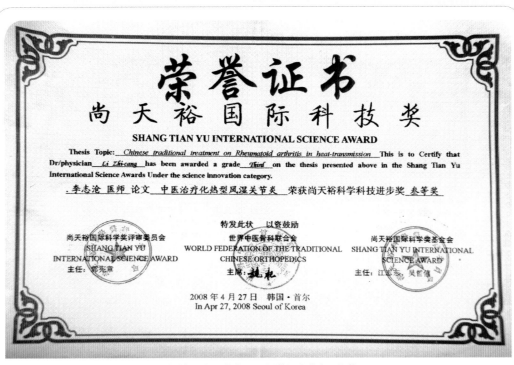

主编在韩国首尔召开的世界骨联学术大会上获尚天裕科学科技进步三等奖

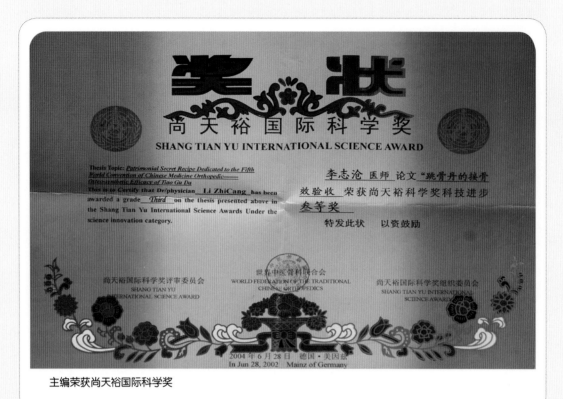

主编荣获尚天裕国际科学奖

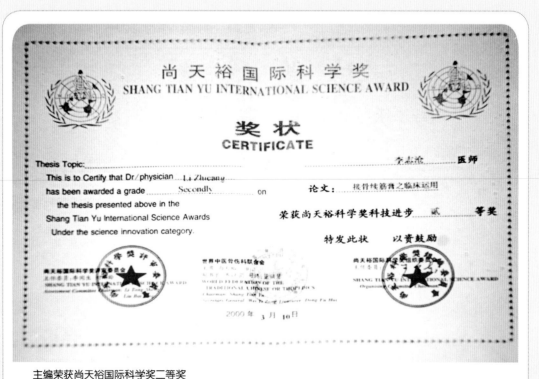

主编荣获尚天裕国际科学奖二等奖

荣誉证书
certificate of honour

首届评选世界手法
医学与传统疗法
大师
李志沧

The First Selection of The International Congress of Manipulative Medicine and Traditional Therapy
master
Li Zhicang

世界手法医学联合会
（盖章）
2012年12月22日

The World Manipulative Medical Association
November 22, 2012

主编 2012 年荣获首届"世界手法医学与传统疗法大师"称号

委任证书
Certificate of Appointment

　　根据本会会员选举结果，特委任　李志沧　教授为第四届理事会理事，兼　副主席，任期四年。

　　This is to certify that according to our committee members election, Prof. _Li Zhicang_ as been appointed As a member of the Fourth council meeting Vice-chairman for a term of 4 years.

世界中医骨科联合会
World Federation of Chinese Othopedics
Chairman 王康　　Shi Qi
2008-04-26 北京·Beijing

主编 2008 年当选为世界骨联副主席

委任证书
Certificate of Appointment

根据本会会员选举结果，特委任___李志沧___教授为第五届理事会理事，兼___副主席___任期六年。

This is to certify that according to our committee members election, Prof. *Li ZhiCang* as been appointed As a member of the fifth council meeting for a term of 6 years.

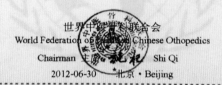

世界中医骨科联合会
World Federation of Traditional Chinese Othopedics
Chairman 主席 施杞 Shi Qi
2012-06-30 北京·Beijing

主编 2012 年当选为第五届世界骨联副主席

 委任证书
Certificate of Appointment

根据本会会员选举结果，特委任___李朝阳___医师为第四届理事会常务理事，任期四年。

This is to certify that according to our committee members election, Dr. *Li Chaoyang* as been appointed As a member of the Fourth council meeting for a term of 4 years.

世界中医骨科联合会
World Federation of Traditional Chinese Othopedics
Chairman 主席 施杞 Shi Qi
2008-04-26 北京·Beijing

李朝阳 2008 年当选为世界骨联第四届常务理事

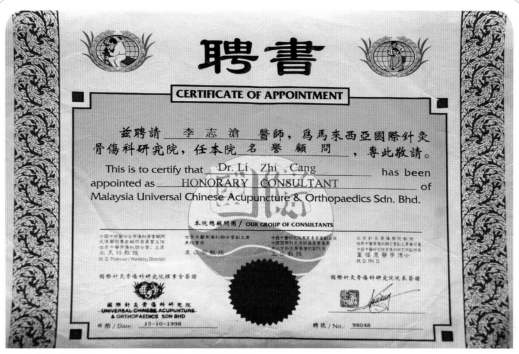

主编被聘为马来西亚国际针灸骨伤研究院名誉顾问

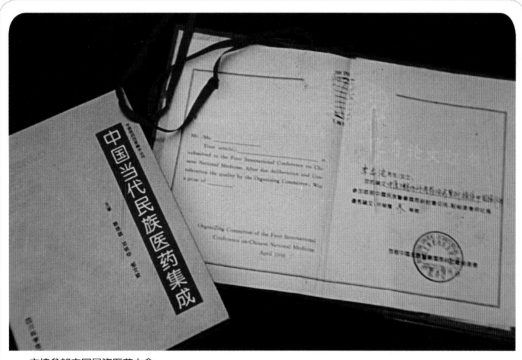

主编参加中国民族医药大会

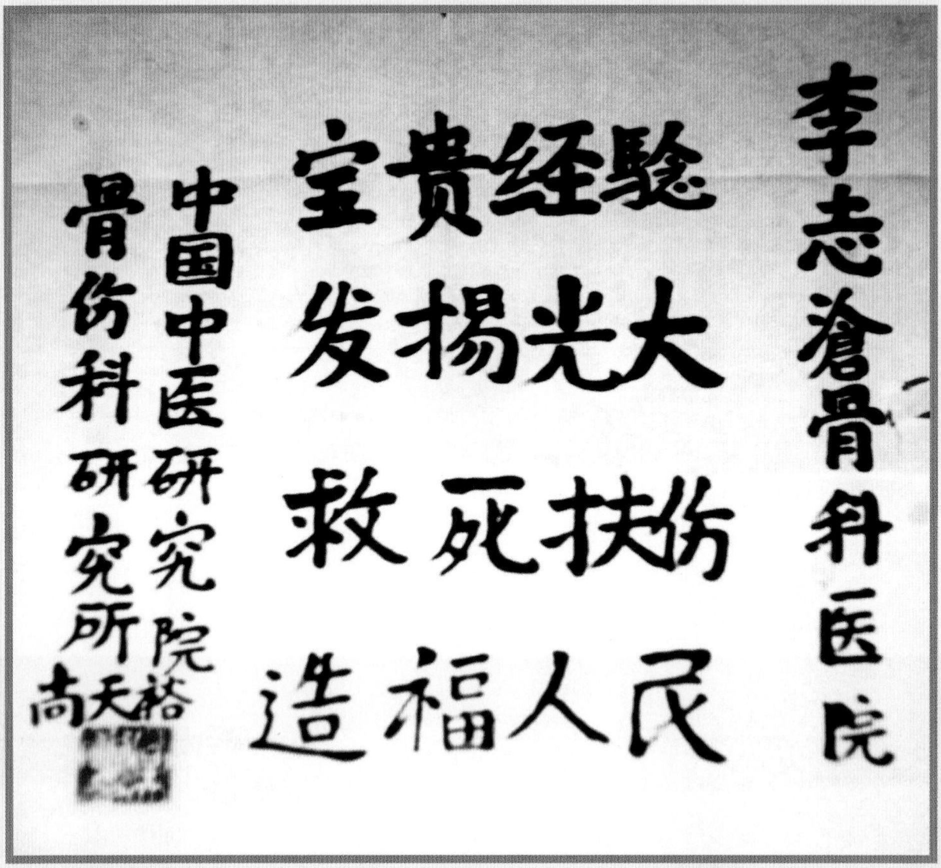

李志沧骨科医院

验经贵宝
大光扬发
伤扶死救
民人福造

中国中医研究院
骨伤科研究所 尚天裕

尚天裕教授题词

坚持继承，矢志

创新，精诚大醫。

贺李志滄正骨术出版

施杞题於

壬辰肖

施杞教授题词

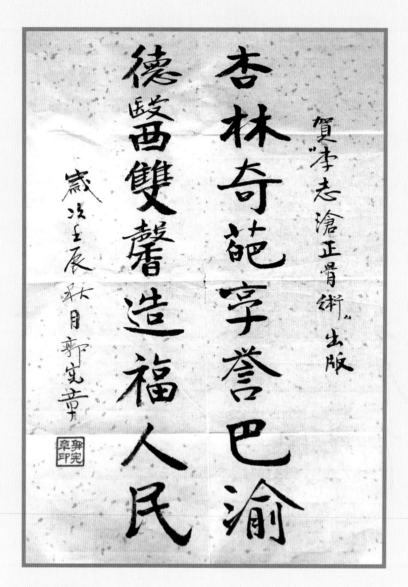

杏林奇葩享誉巴渝
德医双馨造福人民

贺《李志沧正骨术》出版

岁次壬辰秋月 郭宪章

郭宪章教授题词

祝賀 李志滄院長正骨術專著隆重出版

彰顯岐黃　弘揚國粹

薪火相傳　再展新章

香港中醫整脊學會　會長　陳忠良敬題

陈忠良教授题词

中国骨伤人才研究会
全国高等中医院校骨伤教育研究会
世界骨伤专家协会
世界杰出人才学会

李志沧先生：

祝《李志沧正骨术》的出版

弘扬中医世界非物质文化遗产，

造福世界人类健康事业！

中国骨伤人才研究会 会长
全国高等中医院校骨伤教育研究会 会长
世界骨伤专家协会 会长
世界杰出人才学会 会长
北京中医药大学 教授
宋一同
2012年11月8日于北京

宋一同教授题词

賀志滄先生 七十大壽

巴子二郡幻岐黃
四在懸壺濟球鄉
孜孜不倦博采眾
勤學研創礎貿揚
譽表若省貴禮鑒
扶困解危救死傷
善為人言詩弟子
布道精微亞歐長

庚寅中天
連福詩書

任达福题词

李志沧 传统中医正骨术

主　编　李志沧

副主编　李朝阳

编　者　李雪飞

　　　　李　洁

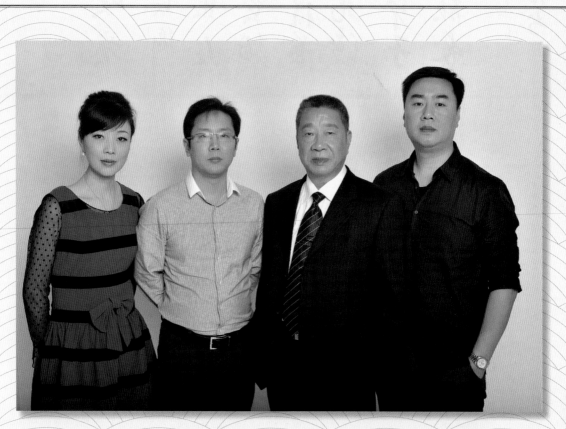

编委会合影

作者简介

李志沧，1941 年 6 月生，重庆市丰都县人，大学文化，副主任中医师，中国农工民主党员，原涪陵市多届政协委员。出身四代中医世家。1955 年跨入医学大门，1960 年中医学徒统考毕业。1978 年参加全国中医药师考试，以优异的成绩成为四川省中医界"八百壮士"。毕业后直到 1988 年工作于丰都县人民医院、县中医院。1989 年至 1999 年工作于涪陵区老干部局。2000 年元月，经重庆市涪陵区卫生局批准，正式成立重庆市涪陵李志沧骨科医院。曾先后赴重庆、成都、北京、上海等中医药大学进修，深造中医、中西医结合骨科 4 年，深得全国著名老一辈骨科专家郑怀贤、尚天裕、郑效文等老师的亲自指点、传授。

60 年来，李志沧勤求古训，博采众长，孜孜不倦地集四代祖传、自身经验和各家之长于一身。在骨科领域里，突出中医特色，运用中西医结合，在传统中医正骨手法基础上不断创新，形成了一套完整的治疗方法，即：合理有效的固定方法，中医早、中、晚三期辨证内外用药，行之有效的秘方秘法，科学的练功方法、推拿按摩、针灸等。对全身各部位各类骨折、脱位、急性损伤、慢性劳损、骨关节疾病、风湿类疾病、中老年退行性病变及部分陈旧性骨折脱位，积累了大量丰富的临床实践经验。特别是运用自创手法和固定方法，祖传跳骨丹、接骨丹、生肌长肉膏治疗各类粉碎性、多发性骨折，对长期不愈的创伤、褥疮等有独特治疗方法。

作者撰写论文 60 余篇，于 1995 年 8 月在北京获得全国医学成果优秀论文一等奖一篇；1995 年 11 月，在美国纽约获国际传统医学杰出论文奖 2 篇；1996 年 9 月，在第一届国际老年医学学术研讨会上，获优秀成果奖 2 篇；1996 年 10 月在美国洛杉矶获国际老年医学杰出论文奖 1 篇；并多次获得国内和国际医学著作优秀成果奖和杰出论文奖。于 1997 年至 2012 年分别在马来西亚吉隆坡、中国北京、中国香港、澳大利亚悉尼、德国美茵茨大学、韩国首尔、中国台湾、美国芝加哥等召开的世界中医骨科 1 ~ 9 届学术大会上，荣获尚天裕科学技术进步二、三等奖。于 2012 年 11 月在斯里兰卡召开的第 50 届世界传统医学大会上，荣获"世界传统医学杰出贡献奖"和"传统医学优秀成果奖"。于 2002 年在中国香港第四届世界中医骨科大会上，当选为世界中医骨科联合会副主席。儿子李朝阳医师当选为常务理事。于 2003 年在北京召开的国际中医骨科论坛大会上，李志沧父子双双荣获"优秀国际中医骨科医师"荣誉称号。

　　1998 年在由中国中医药出版社出版的中国当代医学家文集《李志沧医学文选》书中任主编，并担任《中国老年医学大系》和《当代中西医结合骨科临床诊治学》丛书副主编，先后为基层医院培养骨科专业人才 200 余人。

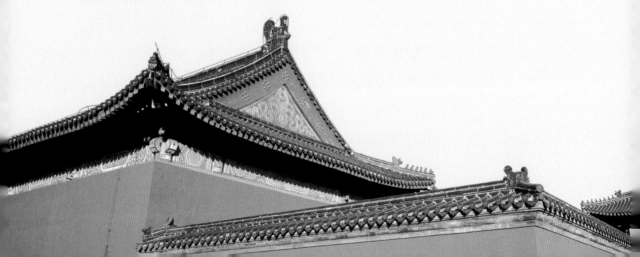

现为世界中医骨科联合会副主席，中华当代医学家学会副会长，中国骨内科专业委员会副主任委员，中国人才学会骨科分会、全国高等医学院校骨科分会副会长，重庆市涪陵区名老中医，中华中医药学会中国中西医结合研究会骨伤专委会、风湿病专委会委员，上海中医研究院骨科研究所客座研究员。被上海美国万国医学研究中心授予中医药专家称号。于2012年12月，李志沧被世界手法医学联合会授予"世界手法医学大师"称号，被香港世界传统医学研究会聘为高级医师顾问，被国际针灸骨伤科研究院聘为名誉顾问。

　　从医60年来，以高尚的医德，良好的医风，热忱的服务，精湛的医技，创新独特的正骨术，为数以百万计的伤患者、为千余例需手术截肢的重危患者，解除了终生残疾之苦。赢得了广大伤患者的信赖与好评，享有很高的声誉，是涪陵区第一个获得高级技术职称的中医骨科人才和振兴中医先进工作者，更是涪陵区中医骨科专业技术学科的学术带头人。

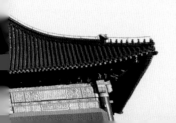

重庆市涪陵李志沧骨科医院简介

重庆市涪陵李志沧骨科医院，成立于 2000 年。医院座落在涪陵城太极大道东段 17 号，是一所中医特色突出的中西医相结合的大型民营骨科医院，是中国健康扶贫工程定点医疗单位，是城乡居民医疗保险、城镇职工医疗保险、公费医疗、工伤保险定点医疗单位，是残疾人联合会和各家商业保险公司的定点医疗专科医院，是重庆市非物质文化遗产保护名录单位。

目前，医院的医疗用房面积近 4000 平方米，设备总值 3000 余万元。医院设有病床 120 张，设门诊部、住院部骨一科和骨二科、手术室、重症病房等、手法整合治疗室、针灸理疗室、推拿按摩室、颈腰椎牵引室、风湿关节科等 10 多个科室。医院拥有核磁共振、500mmAX 光机、多导联心电图机、彩色 B 超、多功能牵引床、多功能心电监护仪、全麻机、DR 机、C 型臂、熏蒸器、蜡疗仪、电解质分析仪、血球分析仪等大型先进医疗设备。

医院现有医护人员近 100 人，其中高级以上职称 10 人，中级职称 20 人，初级职称 35 人。职工多为高等医学院校毕业，多数都曾在重庆、涪陵、丰都等大型公立综合医院工作多年，拥有丰富的临床经验。

医院以传统中医手法整复、小夹板固定、中医三期内外用药为特色，与西医手术切开复位及各种内固定相结合，开展无痛传统手法整复。对全身各部各类粉碎性、开放性、多发性大型骨折、损伤的治疗，尤其对骨病、劳损性、退行性病变（颈椎病、肩周炎、骨质疏松、骨质增生、椎间盘突出症）、各类风湿性关节炎疾病及陈旧性骨折脱位、急慢性骨髓炎、骨结核以及常见普通外科疾病如阑尾疾病、腹股沟斜疝等治疗均具有疗效确切、痛苦小、愈合快、功能恢复好、后遗症少的显著特点。医院有几十种历史悠久、疗效特佳的祖传秘方自制骨伤药剂。名誉院长李志沧创立的"李志沧传统中医正骨术"2011年被列为重庆市涪陵区非物质文化遗产保护名录，2013年被列为重庆市非物质文化遗产保护名录。

医院地处涪陵城区主干道，多条公交线路通过，交通便利，医院配有专门车辆接送病人。病房设施齐全，设有有单人间、双人间及多人间、闭路电视、空调供病人使用。公共区域有热开水器、微波炉等生活设施一应俱全。

在2014年重庆市涪陵区人民政府制定的建设区域性医疗卫生中心的发展规划中，将李志沧骨科医院规划为二级甲等中医骨科医院。医院根据这一规划，制定了新的发展实施规划，以二级甲等中医骨科医院为目标，在涪陵宏声大道鸟语花香的森林公园旁征地近10亩，投资近8000万元，新修近10000平方米的综合医疗大楼，将于2015年国庆节前投入使用，力争三年内实现医院发展目标。

重庆市涪陵李志沧骨科医院将在"李志沧传统中医正骨术"的传人——李朝阳院长的带领下，全院职工团结一致，共同为打造以骨科为重点、以中医正骨为特色的大型专科医院而努力。一所环境优雅、设备先进、服务一流的现代化医院将建成。李志沧骨科医院将以全新的面貌展现在涪陵人民面前，全心全意为广大伤患者和人民大众的健康服务，努力为涪陵卫生事业发展做出更大的贡献。

序

中医正骨术是中华医药学宝库的重要组成部分，是一枝独具特色的医苑奇葩。历代医家将其代代相传，发扬光大，直至当下现代科学技术如此发达的时代，仍有其强大生命力，继续为解除大众疾苦展现出莫大的魅力。李志沧医生就是坚守在中医正骨阵地的典型代表和忠实的守卫者。

李志沧先生自幼受中医世家熏陶，步入杏林立志传承祖辈医业，成为李氏中医世家的第四代传人。他恪守祖训，苦读中医经典，博览中医群书，勤学苦练治病救人的技能，对中医正骨情有独钟，练就了一身正骨疗伤的精湛手法，成为本地区颇具名气的中医骨科医生。改革开放初期，在党的中医政策感召下，靠着他扎实的中医理论功底，参加了当年四川省上万名社会中医考试，以优异的成绩被录取为坊间所称的中医界"八百壮士"，到了他更能施展才华的医院，使他有了展示专业技术的平台。他游学于北京、上海、成都、重庆等地各大型中医院和高等学府，拜师尚天裕、郑怀贤、张希斌、郑效文、杨国忠等中医骨科大师，深得他们的赏识，学得了各家中医正骨之精髓，在专业技术水平上实现了一个新的跨越。

李志沧先生在近 60 年的从医生涯中，执着地追求着自己的理想。强烈的事业心，驱使他成功地办起了一所自己的中医骨伤科医院，并且正在走向不断发展的未来；驱使他努力地去探索总结中医正骨学术的真谛，著书立说，研究撰写了大批的学术论文发表和交流于国内外骨科学术领域，且享有较高的学术地位，被同行所称道；驱使他决心要把中医正骨术这一宝贵财富世代传承下去，多年来为基层培养了 200 余名中医正骨传人，使其后继有人而不被失传；驱使他以高尚的医德，精湛的医技，用创新独特的正骨术为数十万伤患者解除了疾苦，赢得了广大患者的信赖与好评，享有很高的声誉，我们无不为之骄傲。

早在 20 世纪 90 年代，李志沧先生就出版了《李志沧医学文选》一书。近年来他又把自己毕生从事中医正骨的经验进行了全面的总结，编写了这本《李志沧传统中医正骨术》奉献给大家。该书语言朴实，通俗易懂，图文并茂，条理清晰，融汇中西医骨科理论与实践，手法与方药并用，用自己切身的经验和体会向大家介绍了中医正骨术之要领，是一本非常实用、可操作性强、更适宜于广大基层医务工作者学习的好教材。这是李志沧先生为传承和发扬祖国医学遗产，创新和发展中医骨科事业所做出的又一贡献，我们要深深地感谢他！

重庆市中医药学会副会长
重庆市涪陵区中医药学会会长
向明成

2014 年·于重庆

自 序

余一九四一年六月出生在重庆市丰都县双路镇一个四代中医世家。曾祖父李万纲，出生在清朝道光年间，一生行医，是一位贫穷落后之边远山区里的乡村正骨医生。祖父李世林，子承父业，亦多年在那缺医少药的莲花乡里从医。翻山越岭，送医送药，扶困济贫，解救生灵，为民疗疾，辛劳终身。父亲李德洪，号济春，从小继祖辈，承医业，于十九岁时，就悬壶济世在丰都县双路镇上，定名号为"德济堂"，毕生从医，由于医德高尚，医技超群，擅治中医内、外、妇、儿、伤科疾病，更宗伤寒金匮，专治疑难重病，名噪乡里，济世活人，造福于民，其医德医绩有口皆碑。据我少年时所见，经广大伤患者给德济堂赠送的"触手生春""著手成春""大医精诚""大爱无限""华佗再世""妙手回春"等金字匾牌比比皆是，带出的中医学徒40余名，遍及丰都各地。新中国成立后为丰都县一代名老中医，模范先进医务工作者。

余自幼受中医熏陶，少年即立志继先辈承医业。20世纪50年代中期，在国家中医政策的感召下，荣幸地步入杏林，担起了李氏中医第四代传人的重任，成为继承和发扬祖国医学遗产的一员。从师于丰都县名老中医、家父李济春和姨伯父刘玉生门下为徒，入门的第一课，先父谆谆教导云："学医必须先修好德，为好人。要做一个对国家、对人民、对中医事业，有所作为，有所贡献的人。为此，务必牢记吾先辈传下的'四字六六诀'。四字：'真诚善良'。六六诀：'六要：

一要爱国爱民，二要济世活人，三要思想纯正，四要谦虚省慎，五要尊师重道，六要求实勤奋'。六戒：'一戒违法乱纪，二戒丧天害理，三戒欺师灭祖，四戒斗殴行赌，五戒伤身害命，六戒奸盗邪淫'。谨记！谨记！世代传承。"

20 世纪 50 年代末，我授命奔赴在大战钢铁战线上，在那缺医少药的深山老林里，当上了一名最年轻的医生。在那人山人海、伤患如毛的环境里，我亲眼目睹了伤员的断肢残体，耳闻了伤患者痛苦而凄惨的呻吟。自己就暗下决心，一定要做一名好的正骨医生。自是以后，勤求古训，孜孜不倦，并在长期的骨科临床实践中，注重大量收集整理各种疑难典型病例，不断认识，不断总结，不断提高，并带着各种疑惑，于 20 世纪七八十年代，先后赴重庆、成都、北京、上海各大中医院，各大高等学府进修学习，遍访名医，深造中医、中西医结合骨科四年。由于求学心诚，深得全国著名的老一辈骨科专家，北京尚天裕，成都郑怀贤、张希斌，上海郑效文，重庆杨国忠、秦湘泉等老师的亲自指点传授，更得各家正骨技术之精髓。于 1978 年参加全国中医药师考试，以优异的成绩成为四川省中医界"八百壮士"。

在我国改革开放的大好形势下，随着市场经济不断深入推进，由于受经济利益的驱使，不少从事中医工作，特别是从事中医正骨的工作者纷纷拿起手术刀，其中不乏滥用手术、不认真把握手术指征和适应证、只为获得更大的经济效益之人，将数千年来我们祖先、历代医家、传承之医学遗产，极为丰富的宝贵经验，舍之弃之！置广大伤患者的痛苦、人民生命财产的安危而不顾，真乃哀哉！痛哉！

目前，治疗骨折大体上分为：中医手法正骨术、西医开刀内固定手术和有限手术三种。它们都各有其适应证，临床应根据骨折的具体情况，设备条件，技术能力和个人经验辨证施用。但多数学者认为，在临床中，医生务必掌握好适应证，首选中医正骨术，以不开刀、痛苦少、花钱少、骨折愈合快、功能恢复好之优势，避免因手术损伤和破坏骨折血运，提高骨折的自身修复能力。所以我们应做那些非做不可的手术，而不要做那些违背良心，以盈利为目的的手术。在我国的现有环境下更应慎重，一切要从患者的利益出发，踏踏实实，救死扶伤，以赤诚之心，普济生灵之苦，济世活人造福于民。

中医骨伤科，是我国传统医学的特色之一，属中医学的重要组成部分，它不但有祖国医学几千年遗留的宝贵正骨经验，还有多年我国中西医结合治疗骨折的辉煌成就。正骨术，是中医骨伤科的核心。内容包括手法正骨，小夹板固定，中医早、中、晚三期辨证的内、外用药及在科学方法指导下，进行功能锻炼等。优点：治疗方法简便，患者痛苦小，疗程短，费用少，肢体功能恢复好，符合运动学的生物力学原理。然而手法正骨，是在闭合条件下进行的，有其本身的技术难度，所以术者不但要具有高度的责任感和强烈的事业心，更要有扎实的基本功，为此，对医生要求高。

现在中医正骨手法收费低廉。特别是在国内普遍存在着不能体现中医正骨术的真正价值的现象。诸如以上多种因素，给学习者，教学者，以及从事中医正骨术的医生和管理者们，造成了很大的困难，从而使这一技术的普及和推广受到极大的限制。因此，如何使其继承和发展，便是一个严峻的课题。

1. 政府应出台强有力的政策，扶持中医。新中国成立初期，党和国家给卫生工作制定的总方针是"中西医并重"，毛泽东曾指出："中国医药学是一个伟大的宝库，应努力发掘，加以提高"。20 世纪 80 年代，我国提出"振兴中医，振兴中华"的伟大号召。全国人民纷纷响应，各省各县的中医院，中医药院校，中医药学会大量兴起，中医药事业呈现出一派繁荣景象。

2. 发展中医药事业，需要国家一定的资金投入，更要体现从事中医药技术人员的经济价值。以骨科为例：一些从事中医正骨的工作者及管理者，为什么纷纷拿起手术刀？就因为受经济利益的驱使，而且这种经济利益的比重相当大。如：一例肱骨外髁颈骨折，中医正骨术的手法整复、夹板固定及内外用药、功能恢复等全过程按国家规定治疗费用约 3000 元，门诊治疗 6 ~ 8 周即愈。而手术开刀，钢板，螺丝钉内固定，住院输液，打针，服药，换药，功能恢复及数月后第二次住院手术切除内固定等，还要不出意外，国家规定的治疗费用约 2 万元，治疗时间在 1 年左右。这样经济利益诱惑之大，不动心者又有几何呢？

3. 重视教育，保护老中医，培养有素质的中医药后继人才。20 世纪五六十年代，全国各地培养的中医学徒，及各医药院校毕业的中医药师，至今这些老先生们都已越过古稀之年，有着丰富的中医理论基础和宝贵的临床实践经验，更各有一方的群众信誉。国家应尽快保护这批难得的人才资源，培养高素质的后继中医人才。全国各中医药院校，培养的中西医结合，及中医药人才，一定要打牢中医药学基础，做名符其实的中西医结合的后备人才。

4. 中医必须走现代化、科学化、创新发展的道路。中西医必须真正有机地结合。实践证明，中西医各有所长，更各有所短，如何扬其两者之长，去其两者之短，中西医真正有机地结合，使治疗效果产生质的飞跃，这应是我们每个中西医务工作者，共同去努力奋斗的目标。

5. 传统中医有着数千年的悠久历史，对中华民族的繁荣昌盛做出了巨大贡献，对世界医学文化产生了深远的影响。随着人类的进步，科学的发展，人们生活节奏及方式的改变，对各个方面的需求就越来越高。毛泽东说得好："古为今用，洋为中用。"要推陈出新。因此，中医药不仅在传承问题上要取其精华，去其糟粕，更要用现代化的高科技手段，在疾病的早期预防、检查、诊断，合理用药，治疗处理等方面有所突破来适应时代发展的需要。

6. 在骨科领域里，要尽最大努力地创新一些少痛苦或无痛苦的手法正骨，合理有效的固定方法，行之有效、方便快捷、安全的内外用药和科学的锻炼方法，使伤患者在痛苦小、花钱少、疗程短、功能恢复好、并发症少、后遗症少的创新正骨术中真正受益。

医学科学是神圣而伟大的，医学技术是永无止境的，让我们把中医药事业代代相传。造福人民，无止境地创新发展，为人类的健康事业作出更大的贡献。

本书特载了已故老师、中西医结合治疗骨折的鼻祖尚天裕教授为我院的题词。

本书编写得到了全国中医药学会会长、世界中医骨科联合会主席、上海中医药大学校长施杞教授；世界中医骨科联合会资深主席郭宪章教授，常务副主席王凤岐教授，常务副主席、香港中医整骨学会会长陈忠良教授；中国骨伤人才研究会会长、北京中医药大学宋一同教授；重庆市原涪陵市副市长任达福先生；重庆市中医药学会副会长、涪陵区中医药学会会长向明成先生等各位专家、教授的热情关怀，题词作序。更得到了各级领导、各位同仁、亲朋好友的大力支持，热心帮助。在此一并表示诚挚的感谢。

　　本书是一种对正骨术的创新尝试，旨在为广大区县乡镇、乡村、社区等基层医疗机构，从事骨伤科医生提供一套让他们在我国广阔的工厂、农村、基层，以快速、便捷的方法为民疗疾，使无数伤患者得受其益而深受欢迎的一种方法，编者内心旨在于此，其效如何，尚须共同努力。本书谬误之处，在所难免，诚恳斧正。

李志沧

2014 年 12 月于重庆涪陵

前　言

经过几年的策划和编委会全体人员的共同努力，《李志沧传统中医正骨术》和读者见面了。

随着时代的进步，科学的发展，我们不但肩负着中医药事业的传承和发扬，而且中医药学必须走现代化、科学化的道路，在中医骨科领域里更要不断创新，才能发展。本书正是对中医正骨领域创新发展的不断尝试。

一、创新的正骨术，在认真选择好适应证的前提下，将"以手摸之，自悉其情，法之所施，不知其苦，堪称手法也"的古训作为指导思想。以不开刀、痛苦小的优势，避免了因不必要的手术给骨折患者带来的不良影响和各种痛苦。

二、花钱少。以桡骨远端骨折为例，创新的正骨术，可以平常治疗 1/10 的费用而获得治愈。

三、骨折愈合快。创新正骨术，以灵活轻巧、熟练准确、不损害骨折血运的巧妙手法使伤骨复位。更施以活血化瘀、行气消肿之法来促进骨痂尽快生长，加速骨折愈合，以早、中、晚三期辨证的内外用药，大大缩短骨折治愈疗程。

四、功能恢复好。"伤筋动骨一百天，硬伤哪能不落残"。这是多年来人们对骨折的评价和认识。有医学家曾说过："功能是矫形外科医师的目标，他的专业就是了解并选用最好的方法去获得功能。手法或手术只是治疗的开端。最卓越的成绩只能从它功能上的恢复来衡量。"为此，创新正骨术，把功能恢复贯穿在整个骨折治疗的过程中，以动静结合为指导思想，要早、中、晚主被动地、循序渐进地充分利用肢体收缩时的内在动力和人体拥有的自我调节能力、控制能力、自我修复能力和再生能力、自我塑型能力、自我改造能力及科学的锻炼方法，加速功能尽早尽快恢复。

五、创新的正骨术，以容易学习，容易掌握，容易操作，简单方便，灵活实用的方法治好骨科伤病。真正实践了"手术是技术，非手术是更高的技术"这句名言。为此，要求医者学习好中医学基础知识和解剖学知识，打好扎实的中医正骨、按摩等技术的基本功。随时随地运用在各种运动场上，各种施工现场上，工农业生产的车间、田边，交通战线上的公路、铁路旁，抢救各种灾害的现场中。不受诸多条件限制，就地取材，以方便快捷的实用方法，救治各种痛苦中的伤患者。

六、随着工农业生产的发展，机械化程度增高，交通事故的增多，基础建设和建筑行业的大量兴起，各种骨折损伤大幅度增加，对伤科正骨术医生需求量极大，这是摆在我们面前的现实。

七、我们国家为解决这一民生重大问题，每年花费大量的财力、物力，在全国各区县乡镇、村等，充实和新建数以万计的基层医疗机构，并配备了救护车和各种实用的药品器械，这给解决我国人人享有医保、个个享有健康和为广大伤患者切实解决看病贵、看病难的实际问题，创造了前所未有的大好环境和条件。

八、数以万计的各级基层医疗机构的大量建成，亟需要大量实用的、训练有素的基层技术人员和全科医生。目前中医伤科人才凸显贫乏。

本书的宗旨，即是作者之初衷，本书的出版，望能解其干渴，造福于民，为人类的健康事业做出贡献。

编者

2014 年 12 月于重庆涪陵

目 录

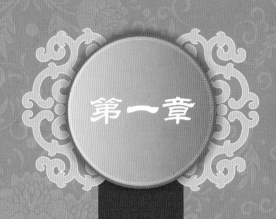

第一章

正骨术发展简史

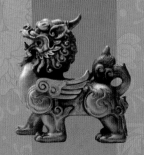

第一节 中医伤科学发展

人类不断地总结经验，有所发现，有所发明，有所创造，有所前进。

中国医药学是一个伟大宝库，应努力发掘，加以提高。

远古时期，我们的祖先和历代医家，为了生存，在长期与大自然和疾病做斗争过程中，积累了丰富的临床实践经验和大量理论，为中华民族的繁荣昌盛和世界人民的健康事业，做出了巨大的贡献。

中医伤科学历史悠久，在我国劳动人民长期与各种伤痛作斗争中创造和发展起来的，并逐渐形成一门独立学科。

一、古代伤科学的发展

春秋战国 ～ 汉代是祖国医学隆盛时期。中医学有了很大进步，在临床医学发展的基础上，从医药的临床实践，提高到理论方面划时代的总结，完成了祖国医学的经典著作——《内经》、《难经》、《神农本草经》和《伤寒杂病论》。这些经典著作，确立了中医学的理论体系，奠定了我国医学发展的基础。

《内经》比较系统、全面阐述了人体解剖、生理、病理、诊断、治疗等基本理论。

《灵枢·骨度》篇：更通过体表测量人体骨骼的长短、大小、广狭，按头颅、躯干、四肢各部测量出一定的标准分寸。

《灵枢·经筋》篇：论述了附属于十二经脉的筋肉系统，解剖生理学的发展，促进了伤科学的发展。

《素问·缪刺论》说："人有所堕坠，恶血留内……此上伤厥阴之脉，下伤少阴之络。"

《灵枢·经脉》记载的："骨为干，脉为营，筋为刚，肉为墙"。

《内经》阐发的："肝主筋，肾主骨，脾主肌肉，气伤痛，形伤肿"等基础理论，一直指导着伤科临床医疗实践。

《灵枢·痈疽》记载了软组织，骨关节，全身血源性、化脓性感染的病因病理，临床表现及辨证治疗规律。在治疗上亦广泛采用针灸，熨贴，按摩和药物等治疗方法。对骨关节化脓性感染，主张采用内外兼治，即内服清热解毒药物和及时切开排脓引流，外敷药膏，并记载了化脓性关节炎切开引流的禁忌及指征。

《素问·痿论》论述了痿辟、脉痿、筋痿、肉痿、骨痿等肢体畸形的病因病理，辨证治疗。

《素问·生气·通天论》指出："因于湿，首如裹，湿热不攘，大筋软短，小筋弛长，软短为拘，弛长为痿。"说明痿证引起肢体一部分筋肌松弛，另一部分筋肌痉挛缩短，继而可引起关节畸形。

《吕氏春秋·季春记》认为："流水不腐，户枢不蠹，动也，形气亦然，形不动则精不流，精不流则气郁。"主张采用运动锻炼的方法治疗足部"痿辟"（肢体筋脉弛缓，软弱无力，行动不便的疾病）。为后世伤科动静结合的理论奠定了基础。

公元前 3 世纪，名医仓工有两例完整的伤科病案记录，一为举重致伤，一为堕马致伤，病例中不但有主诉，病史，而且还记载了治疗经过。

《神农本草经》记载：王不留行、续断、泽兰、地榆等 23 种药品用于伤科内服或外敷。可见当时伤科已取得了一定的成就和发展。

《帛画导引图》绘有动作形象和文字注明，应用导引、练功疗法治疗骨关节疾病。

《足臂十一脉灸经》和《阴阳脉死候》有"折骨绝筋"和"折骨裂肤"的记载，说明已对筋骨损伤及开放性骨折有一定的认识。

《阴阳十一脉灸经》记载的"肩以脱，肱以折"，即肩关节脱位和肱骨骨折。

汉代著名的外伤科医家华佗既能用方药、针灸治病，更擅长手术。他使用麻沸汤麻醉，进行死骨剔除术，剖腹术等。还创立了五禽戏，指出体育疗法的作用和重要性。

东汉末年，张机著《伤寒杂病论》，这是我国最早的临床医学巨著。书以六经论伤寒，脏腑论杂病，总结了汉代以前的医学成就。根据作者的临床经验，创立了理、法、方、药结合的辨证论治方法。并记载了牵臂法人工呼吸、胸外心脏按压等复苏术。

魏晋～隋唐五代。随着经济文化的不断发展，医疗经验的丰富，医学理论的提高，医学的发展愈益趋向专科化。伤科在诊断和治疗方法方面都有显著的提高，并成为一门独立的学科。

晋代葛洪著《肘后救卒方》，记载了颞颌关节脱位口内整复方法，"令人两手牵其颐也，暂推之，急出大指，或咋伤也"。这是世界上最早的颞颌关节脱位整复方法，直到现在还普遍沿用。他还首先记载了使用夹板固定骨折，指出固定后患肢勿令转动，避免骨折重新移位，同时夹缚松紧要适宜。

隋代巢元方著《诸病源候论》，探求诸病之源，九候之要，载例证候1720条，为我国第一部病理专书。该书已将伤科病列为专章，其中有"金疮病诸候"二十三论，"腕伤病诸候"九论，对骨折创伤及其并发症的病源和证候，有较深入的论述。对骨折的处理提出了很多合理的治疗方法。

《金疮伤筋断骨候》：记载了循环障碍、神经麻痹、运动障碍的症状。还指出软组织断裂伤、关节开放性损伤，必须在受伤后立即进行缝合，折断的骨骼亦可用线缝合固定，这是有关骨折治疗，施行内固定的最早记载。

《箭镞金刀入肉及骨不出候》：论述开放性骨折，应在除去异物及碎骨后敷药，否则创口不易愈合，即使愈合也常后遗疼痛。

唐代孙思邈著《备急千金要方》：记载了颞颌关节脱位整复后，采用蜡疗和热敷，以助关节功能的恢复，他还采用热敷和热熨治疗伤损瘀肿。

蔺道人著《仙授理伤续断秘方》：是我国现存最早的一部伤科专书。它阐述了骨折治疗原则为复位、夹板固定、功能锻炼和药物治疗，指出复位前要先用手摸伤处，识别骨折移位情况，采用拔伸，捺正等方法；骨折复位后，将软垫加在肢体上，然后用适合肢体外形的杉树皮夹板固定，对动静结合的理论有更进一步的阐述。该书指出：凡曲转，如手腕脚凹指之类，要转动……时时为之方可。

对开放性骨折的治疗方法比隋代又更进一步。经过煮沸消毒的水将污染

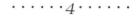

的伤口和骨片冲洗干净，用快刀进行扩创，将断骨复位，然后用清洁的"绢片包之"，"不可见肉着水"。

该书还首次描述了髋关节脱位，并将髋关节脱位分为前脱位和后脱位两种类型。采用"手牵足蹬法治疗"髋关节后脱位；利用杠杆原理，采用"椅背复位法"整复肩关节脱位。

该书还重点介绍了骨折损伤内外用药经验。书中载有 40 余方，用药的方法有洗、贴、掺、揩及内服法。并为伤科辨证、立法、处方、用药奠定了良好的基础。

宋代《洗冤集录》是我国第一部很有价值的法医学专书，其中也记载了不少检查外伤的方法。

元代在医制十三科中，除了金疮肿科之外，又成立了正骨科。

危亦林著的《世医得效方》，在伤科学上有伟大的成就。他继承了唐代蔺道人等的伤科经验，系统地整理了元代以前的伤科成就，并有很多创新的发展，使骨折和关节脱位的处理原则和方法更臻完善。

危亦林认为："颠扑损伤，骨肉疼痛，先用麻药服，待其不识痛处，方可下手"。度药用量按病人年龄、体质及出血情况而定，再按照病人麻醉程度，逐渐增加或减少。"已倒便住药，切不可过多"。

危亦林是世界上采用悬吊复位法治疗脊柱骨折的第一人，1927 年国外始用与《世医得效方》相同的悬吊复位法，这比危亦林至少晚五百八十余年。

该书指出髋关节是杵臼关节："此处身上是臼，腿根是杵，或出前，或出后，须用一人手把住患者身，一人拽脚，用手尽力搦归窠。或是锉开，又可用软绵绳从脚缚倒吊起，用手整骨节，从上坠下，自然归窠"。

该书采用过伸复位法治疗脊柱屈曲型骨折。其复位方法是伤者俯卧门板上，双手攀门板一端，医者两人提两足牵引、抬起，一医者用手按压骨折处即复位。

明清时代（公元 1368 ～ 1911 年）在总结骨折成就的基础上，伤科理论得到不断充实提高，正骨手法和固定方法都有较大的提高和发展，伤科专著也逐渐增多。

明初，太医院制度分为十三科。伤科分为"接骨"和"金镞"两个专科。到隆庆五年（公元 1571 年）改名外科和正骨科（又名正体科）。外伤科的著作也陆续刊行。

永乐年间，朱棣等论著的《普济方·折伤门》中辑录了 15 世纪以前的正骨技术，内容十分丰富。书中有关伤科方书共收 1256 首，首先专列总论，强调手法整复的重要性，并用"伸舒揣捏"整复前臂双骨折和胫腓骨骨折。

对伸直型桡骨远端骨折创用了："将掌向上，医用手搏损动处，将掌曲向外捺令平正"的整复手法。并采用超腕关节固定。

用按压复位，抱膝圈固定法治疗髌骨骨折。还提出了以"粘夕不能开"和"不粘夕"的鉴别髋关节后脱位和前脱位的诊断方法。

明薛己著《正体类要》二卷，上卷为四门：即正体主治大法及扑伤，坠跌金伤治验、汤火伤治验；下卷附诸伤方药。全书记载治疗验案 65 例，载方 71 首，主要介绍跌打损伤的辨证论治。处方立论，重视脾肾与补气养血，是按八纲辨证论治的代表著作，很有临床价值。

该书序文中指出："肢体损于外，则气血伤于内，营卫有所不贯，脏腑由之不和"的论点，阐明和强调了伤科疾病局部与整体的辨证关系。

王肯堂著《疡医准绳》是医学丛书《论治准绳》之一部，全书分六卷，其卷六为损伤门。该书的主要贡献是：对创伤的方药疗法进行了由博而约的归纳整理，其方药治疗的原则和处方一直为后世所遵循。

他对骨折有较精辟的论述，指出肱骨外科颈骨折若向前成角畸形，则用手巾悬吊腕部置于胸前，若向后成角，则应置于胸后，对骨折的内收、外展类型有所认识。同时他指出外展型肱骨外科颈骨折，整复时上臂必须内收，如此断骨才能很好复位。

该书还把髌骨损伤分为脱位、骨折两类。骨折又分为分离移位与无移位两种。分离移位者，主张复位后用竹箍好，置其于半伸屈位。

对胸腰椎骨折，首创了非过伸复位法，不稳定的脊柱粉碎性骨折采用此法复位就比较安全。对髋关节前脱位，采用伤肢在牵引下内收的方法进行整复。

《金疮秘传禁方》记载了用骨擦音作为检查骨折的方法。处理开放性骨折时，主张把穿出皮肤已污染的骨折端切去，以防感染，并介绍了各种骨的治疗方法。

清代吴谦等著《医宗金鉴·正骨心法要旨》系统地总结了清代以前的骨伤科经验，对人体各部位的骨度，内外治法方药记述最详。既有理论，又重实践，图文并茂，该书把正骨手法归纳为摸、接、端、提、推、拿、按、摩八法。

在固定方面，"爱用身体上下，正侧之象，制器以正之，用辅手法之所不逮。以冀分者复合，欹者复正，高者就其平，陷者升其位等"。

创造和改革了多种固定器具。例如：对脊柱中段损伤采用通木固定，下腰损伤采用腰椎固定，四肢长骨干骨折采用竹帘、杉篱固定等。

钱秀昌所著《伤科补要》序文中有杨木接骨的记载，这是利用人工假体代替骨头植入体内治疗骨缺损的一种尝试。

对髋关节后脱位采用屈髋屈膝拔伸复位法整复，一人抱住其身，一个捏膝上拔下，一手揿其髀头迭进，一手将大腿曲转，使膝近其腹，再令舒直，其髀有响声者，已上。

沈金鳌著《沈氏尊生书·杂病源流犀烛》对内伤的病因病机、辨证治疗有所阐述。顾世澄著《疡医大全》对跌打损伤及一些骨关节疾病，有进一步的论述。胡廷光著《伤科汇纂》，赵竹泉著《伤科大成》。亦系统详述了各种损伤的证治，并附有很多治验的病案。

骨伤科学有着几千年的悠久历史，是我国劳动人民在长期与损伤及骨关节病作斗争中所积累的丰富理论和宝贵经验，其中有不少是世界上最早的发明创造，代表了当时的世界先进水平。

二、近代伤科学的发展

1840年鸦片战争以后，中国沦为半封建半殖民地，随着帝国主义文化侵略，中医伤科学受到极大的摧残，在此期间，伤科学著作甚少，极其丰富的伤科经验散存在老一辈的中医师和民间中，缺乏整理和提高。

三、现代伤科科学的发展

新中国成立后，在中国共产党的领导下，正确贯彻党的中医政策，祖国医学犹如枯木逢春，欣欣向荣，全国各省市建立了中医学院及中医学校，编写伤科学教材，培养了大量伤科人才。很多城市、地区和县建立了伤科医院及中医院。伤科专业得到广泛建立，伤科队伍有了很大发展。

系统整理祖国医学正骨手法，重视总结老中医经验与民间方药，出现了很多伤科专著。改进牵引器械，夹板固定和练功方法，进行夹板材料力学测定和中草药促进骨折愈合的实验研究。开展对肾主骨和活血化瘀等基础理论研究，运用动静结合，筋骨并重，内外兼治和医患合作的理论治疗骨折损伤。取得了骨折愈合快，功能恢复好，患者痛苦少及合并症少的良好效果。

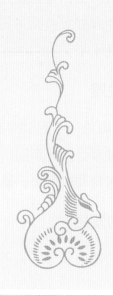

第二节 中西医结合治疗骨折的发展

中西医结合，是中、西医学的有机结合，它既不是中医，也不是西医，同时，既是中医，也是西医，取中西医之长，去中西医之短，来源于中西医而高于中西医，是在实践中产生质的飞跃的新型医学。

中、西医治疗骨折，各有所长，亦各有所短，两者都是长期以来在不同历史文化环境中形成的医学科学，各有自己独特的理论体系和治疗方法，了解两种不同医学体系形成的历史，吸取两派之长处，创造新的医学流派，是我们重要的历史任务。

中医在长期的医疗实践中，逐步形成了一套独特的理论体系、治疗原则及方法，也积累了丰富的临床经验，但由于我国长期处于封建社会，没有与现代科学结合，因此，对宏观事物的认识亦有局限性。

西医是在近代工业化的基础上发展起来的，它具有解剖、生理、物理、化学等现代科学知识，又及时利用了现代科学技术的最新成就，因此，对疾病的认识比较深入细致。

在骨折治疗上，传统中医依赖人的固有感觉器官，用眼看，耳听，手摸和对比测量等方法来诊断骨折。用巧妙的手法，将骨折整复，同时使用不包括关节的夹板局部外固定。贯彻动静结合的原则，鼓励病人早期活动。由于肢体能活动，血液循环好，物质代谢后，关节功能很少受影响，骨折合并症很少发生。

1895 年 X 线的临床应用开展，为骨折的诊断治疗带来了更为有利条件。但不少患者和学者在治疗时，一味追求骨折解剖对位。用包括上下关节、广泛石膏外固定，或手术切开内固定取代了局部外固定，忽视了活动在骨折治疗中的作用。多年来，虽然内外固定用具不断进行改进，在全身及局部用药方面作了许多努力，但在方法上手术或非手术疗法，也还长期存在着争论，其结果差异很大。

近 30 年来，西方学者才开始对广泛固定完全休息这一原则发生怀疑。1975 年某学者报道了他 10 年内，使用加压钢板治疗 333 个前臂骨折，治疗中的合并症仍然超过 10%。1984 年有人报道用髓内针治疗 70 例肱骨干骨折，6% 发生了合并症，还有应用加压钢板共治疗桡骨、股骨、胫腓骨折 70 例，总的合并症发病率为 63%。它将给骨折患者带来新的灾难。

目前欧美多数学者认为，使用加压钢板手术切口长，损伤大，感染多，钢板产生的应力代替，使骨质变得疏松，骨折愈合迟缓，易于再骨折。

多数学者认为，如能用非手术疗法取得同样效果，还是以非手术疗法为宜。因手术把闭合性骨折变成开放性骨折，因而总会带来一些合并症。

回顾中、西医治疗骨折的历史，及当前国内外的情况，重新认识了人体的生长发育规律，运用唯物辩证法和历史唯物论的观点，对中医各家和西医疗法进行比较、鉴别，看到了古今中外医学的联系和区别，以及各自的长处和缺点。认识到在骨折治疗中存在着动与静，筋与骨，内与外和人与物的四对矛盾。

动与静是四对矛盾中的主要矛盾，前者又是矛盾的主要方面，固定应以肢体功能为目标，而活动又以不能影响骨折部位固定为限度，有效的固定是肢体能进行活动的基础，而有节制的活动又是加强固定的必要措施。

西医对骨折强调广泛固定、完全休息的治疗原则。以长期连续牵引、广泛的石膏对骨折处固定和手术切开内固定作为实现这一原则的主要手段。其结果束缚和限制了伤肢及整体的功能活动，影响或破坏了肢体本身的内在固定力，减低或损伤了骨折部的自然修复能力，增加了病人肉体痛苦和精神负担，约束了病人在治疗中的主观能动作用。

按照辩证唯物论的观点，在骨折治疗中，固定与运动同样重要，骨折愈合和功能锻炼恢复应相辅相成，局部与整体同样兼顾，外固定只能通过患者机体的内在固定力才起作用，从而提出了以动静结合（固定与运动结合）、筋骨并重（骨折愈合与功能恢复同时并进）、内外兼治（整体治疗与局部治疗兼顾）、医患配合（医疗措施须通过患者的主观能动性才能发挥）为主要内容的新旧治疗原则。打破了西医治疗骨折的传统观念，使骨折治疗发生了质的飞跃，在学术理论上发生了革命性的变化。

在新的原则指导下，取中、西医两者各自之长，去彼此之短，骨折治疗范围不断扩大，疗效也进一步提高。并从生物力学对骨折的整复、固定和功能锻炼的机理进行了测定，初步阐明了它的科学道理。

目前 90% 以上的骨折可以采取新疗法治疗，使骨折愈合日期较过去缩短 1/3，全部疗程缩短 1/2，绝大多数骨折功能恢复满意。病人痛苦少，医疗费用低，骨折并发症很少发生，骨折不愈合率由过去平均 5% ～ 7% 降低至现 0.04%。受到广大患者的欢迎，得到各级领导及国内外学者的重视。

1971 年在全国第一届中西医结合会议上，敬爱的周恩来同志说："对小夹板治疗骨折，我很感兴趣，我感兴趣的是因为它说出了真理，就是辩证法。固定与运动，局部与整体，内因与外因，两者的积极性都要发挥"。

1974 年以曼斯尔德为首的美国访华代表团报告说：中国人在接碎骨，缝断肢，治疗烧伤方面为人类做出了贡献。

1985 年 5 月中央指出：根据宪法，发展现代医学和我国传统中医药学的规定，要把中医和西医摆在同等重要地位，一方面，中医药学是我们医药卫生事业所独具的特点和优势，中医不能丢，必须保持和发展。另一方面，中医必须积极利用先进的科学技术和现代化手段，促进中医药事业的发展。

"坚持中西医结合的方针，中医，西医互相学习，取长补短，努力发展各自的优势"。这一纲领性文件，明确地指出发展具有中国特色的医药学的道路。

继承发扬，整理提高，取长补短，互相渗透，是任何学科发展必然的途径，医学也不例外。

中医骨伤科是医学宝库中的一颗明珠，无论是硬伤、软伤、外伤和内伤等方面都有一套治疗方法，内容丰富多彩，疗效显著确切。只要中西医互相学习，努力发挥各自的优势，把两者之长有机地结合起来，一定可以逐渐形成具有我国特色的中国骨伤科学。

中西医结合治疗骨折，是吸取两者之长，但其指导思想，治疗原则，是溯源于传统中医正骨，是在活血化瘀，去瘀生新，动静结合，筋骨并重，骨肉相连，筋可束骨，祛腐生肌，煨脓长肉等原则的指导下，逐渐发展起来。

医者在临症中，务必掌握选择好适应证，假如手法正骨能取得同样效果，还是以手法正骨为宜，千万不以经济利益为重，滥用手术。人们应做那些非做不可的手术，而不要做那些能做或想做的手术。手术要损伤骨折的血运，减低骨折的自身修复能力，把闭合性骨折变成开放性骨折，总会发生些合并症，带来一定不良后果。给伤患者增加不必要的经济负担和身心痛苦。在我国现有条件下，更要慎重，一切从患者的利益出发，为患者服好务。

我们必须充分认识到，医生只能是按照疾病发生发展的客观内在规律为患者战胜疾病，创造有利条件。任何医疗措施须通过患者机体的内在因素和主观能动性才能发挥。要治病，首先要治人，人是物质的，也是精神的，是自动化的有机整体。

人体内具有很强的抗病能力、预防能力、再生能力、修复能力、改造能力、塑形能力和愈合能力。因此我们骨科医生在治疗中要因势利导，顺乎自然。合乎生理，符合生物力学，尽可能避免不必要的干扰或破坏。

人体是一个有机的整体，气血的调和，经络的疏通，关节的枢纽，各部功能器官的运转，无时无刻都是保持着恒动的。如果医生把骨折部的上下关节，及整个肢体全面的固定起来，当作某种工具来修理，这不但对骨折愈合不利，而且更易导致肌肉萎缩，韧带粘连、关节僵硬，骨质疏松，肢体功能障碍或丧失等后遗症。

20世纪80年代后，是科学技术日新月异的时代，工业的发展，交通运输发达，人口的老年化，使骨伤科疾病日趋增多。对骨伤科提出更高的要求，同时也大大推动了骨伤科的发展。中国的改革开放，为中西医结合骨伤科的发展提供了良好的机遇。国内外学术交流日益频繁，无论在临床科研，还是在教育领域，中西医结合骨伤科全面兴起。

在国家政府强调中医必须积极利用先进的科学技术和现代化手段，促进中医药事业的发展，坚持中西医结合的方针指导下，通过对传统中医骨伤的整理，提高，不仅是继承和发扬祖国医学，而且丰富了现代医学实践和理论。

即创立了中西医结合骨伤科，为其今后的发展研究奠定了重要的学术基础。

随着教育事业的发展，为满足社会的需求，更好地发展中西医结合骨伤科事业，全国各大专院校，相继成立了骨伤系和骨伤专业。各地成立了大小不等的骨科医院，标志着中西医结合骨伤事业的昌盛兴起。出现了骨科高级后继人才，可以预见，中西医结合骨科专业，一定会得到进一步地发展。

中医正骨手法丰富多彩。有很多的实践经验，如《医宗金鉴·正骨心法要旨》中的正骨八法，但还不够全面。通过中西医结合骨伤科分析研究，整理出来的："手摸心会、拔伸牵引、旋转环绕、屈伸收展、成角折顶、端挤提按、夹挤分骨、摇摆触碰、对扣捏合、推拿按摩"十法指导临床运用，具有非常重要的价值。

小夹板治疗骨折，是中西医结合骨伤科的一项重大成果，被称为中国的接骨法。它是根据中医骨伤科的"活血化瘀"、"动静结合"、"筋能束骨"的理论，通过用现代科学技术的研究分析，指导临床实践。这项成果，具有操作简便，骨折愈合快，治疗时间短，功能恢复好，医疗费用低，病人痛苦少，无骨折并发症的优点。近年来，已引起国际同行的兴趣。目前美国骨科学者，对夹板进行了科学研究，制成了北京、伦敦夹板，体现了中西医结合骨伤科在世界学术上取得的进步。

根据中医治疗骨折的特色，以现代科学理论为依据，研制出来的外固器的大量临床使用，积累了丰富的经验。收到了良好的效果。我国这种中西医结合研制出的骨折治疗外固定架，受到了国外骨科专家的重视和好评。

关节内骨折的复位，要求关节面恢复平整，并要求早期功能锻炼，中西医结合治疗，采用闭合复位，自身重量牵引，外固定加早期锻炼，让完整的关节面，对损伤的关节面进行模造。以达到平整关节，恢复关节功能。这种中西医结合骨伤科疗法，在腕舟骨骨折、肘关节内骨折、髌骨骨折和踝关节内骨折等方面，取得了良好的治疗效果。

软组织损伤是临床上最常见的多发病，西医多使用止痛药或手术治疗，效果难尽如人意。中西医结合骨伤科，充分发掘了中医治疗方法，根据现代的解剖学知识，深入研究了手法按摩的理论，配合内外中药的运用，对全身各部位软组织损伤的治疗，均有明显疗效。特别对脊柱相关疾病疗效独特，如颈椎病、腰椎间盘突出等。这种中西医骨伤科疗法，深受患者的喜爱。

近年来中西医结合骨伤科工作者，在多种骨病治疗方面取得了很大的成绩，如在骨髓炎、骨结核、股骨头坏死、骨肿瘤等方面均有较好的效果。

中药治疗骨伤科疾病历史久远，内容极为丰富。经中国中医研究院骨伤科研究所统计，研究者已对历代一百多种书籍所记载的治疗跌打损伤3269个方药进行了研究整理分析。同时，在基础科研探索中，结合骨伤疾病的中药治疗筛选，做了大量的工作，涌现了许多新药，投入到临床应用中，取得了满意的疗效。这个领域的研究，将大大推动中西医结合骨伤科事业的发展。

中西医结合是在中国在既有中医药，又有西医药，这样特殊的历史条件下产生的。它不是两者简单的相加，更不是以西代中，而是两个相邻学科的相互渗透和补充。中西医之间的相互学习，取长补短，有力促进中医和西医的发展与提高，创造出令人瞩目的医药学成就，对疾病防治研究做出了重大贡献。

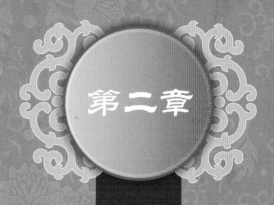

第二章

正骨术诊断

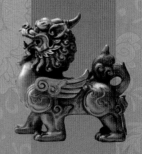

第一节　问诊

　　骨伤科诊断，一般首先进行问、望、触、听、叩、量六诊。后从关节活动，肌力判断，肢体长度测量，特殊检查，神经系统和病理征象等项检查。然后做出初步病情判断。再结合影像学检查和实验室检查，做出较为准确的判断。

　　通过问诊可以对疾病的发生发展，自觉症状，治疗经过，目前状况，其他与疾病有关的情况，既往健康状况及家族史等有全面的了解。为医生分析病情，判断病位，掌握疾病性质，辨证辨病治疗提供可靠依据。

　　受伤或起病的原因，有外伤者，首先了解外力的性质，如滑倒、车撞伤等，再了解受伤的部位、伤时的体位、外力的大小及方向等，对骨病病人，应了解是否受风寒、有无感染史等。

　　受伤或发病时间，临床症状或病情的发展，往往随时间而变化。根据时间变化分析证候，更易正确诊断。如骨折后超过 3 周来治疗，应诊断为陈旧性骨折，比新鲜骨折更难以整复。

　　临床症状及变化，对严重的创伤，一定要问有无意识障碍，如有昏迷，应了解昏迷时间和持续时间的长短。如颅脑损伤患者，脑干损伤往往早期出现昏迷，硬膜外血肿，则可能为迟发性昏迷。还要了解有无恶心、呕吐、咯血、小便有无或颜色如何。肢体损伤要问明肢体疼痛部位，性质和程度，是否畸形，以及肢体功能状况。慢性病人，要了解症状是否反复发生，有无缓解因素或诱发因素等。

　　治疗过程，了解治疗过程与效果如何，可对正确诊断选择正确的治疗方案提供非常有价值的参考。

　　了解病人伤前的身体条件，个人嗜好，职业和生活环境以及家族病史，是正确诊断必不可少的参考资料。

第二节 望诊

◆ 一、整体望诊

通过全身的观察，对病人的一般情况、年龄、性别、发育、营养、意识状态、面容等有大致了解。对病人的职业、生活地区、环境及神色形态等应确切观察。

《素问·移精变气论》指出："得神者昌，失神者亡。"神是生命活动的总表象，中医认为"神藏于心"，"外候在目"。因此，目光明亮为有神，表示正气未伤，目光晦暗为失神，表示正气已伤。对患者瞳孔的大小，对光反射是否灵敏对称，睫毛反射有无等均应仔细检查，以了解脑部损伤情况。

色分青、黄、赤、白、黑，与五脏的盛衰有一定关系，青主寒、主痛、主瘀。赤主热。白主虚、主寒，主失血。黄主虚、主湿。黑主寒、主痛、主肾虚。严重的损伤常使伤者唇青面白，发生休克者肤色发绀。面赤者往往伴有高血压等心血管疾病。面色黑而无泽则提示久病肾虚。

形强则脏盛，形弱则脏衰，形的观察可对病人的病情和预后有一定的参考。病人身体强壮，面色红润，示病轻气血损伤不重。反之病人体弱，面色苍白或发黑，示病人伤重或久病，预后较差。

体态观察，阳主动，阴主静，喜动者为阳证，如热证、实证。喜静者为阴证，如寒证、虚证。骨伤病人常出现特殊的体态，如腰椎间盘突出病人，脊柱常有侧弯，弯腰取物困难，上肢损伤者，常用健肢托扶伤肢，伤肢贴紧躯干以保持稳定以减轻疼痛。下肢损伤者不能负重行走，有些损伤还表现特殊的步态。

◆ 二、局部望诊

望局部畸形是骨折脱位的特征之一，骨折后常有肢体短缩弯曲和旋转畸形，关节脱位常伴有弹性固定的畸形。

望皮色和肿胀，筋脉损伤血溢脉外，恶血不祛，均可导致瘀血，瘀斑及肿胀，新伤瘀肿明显，陈伤瘀肿常有消退。

根据创面的观察可判断开放性损伤的程度，污染的状况，以及脏器、组织的累及情况。损伤时间超过6小时者，应进行创面组织液涂片，如发现革兰染色阳性、粗大、棒状杆菌，提示有气性坏疽的可能。对陈旧性创口，则应注意创面肉芽的生长情况，如肉芽色泽等。还应观察脓液的多少，色泽气味性质等。

肢体功能是骨伤科最重要的检查标志之一，肢体功能好坏直接反映患肢的伤情及预后。但患者的主动活动应与触诊、量诊结合应用。

望舌苔是中医辨证不可缺少的客观指标。舌象的变化能较为客观地反映正气盛衰、病邪深浅、邪气性质、病情进退，从而正确地判断病的转归和预后。

舌质又称舌体，主要反映体内气血，脏腑盛衰，正常舌质颜色淡红鲜明，体柔软且运动自如，胖瘦老嫩大小适中无异常形态。

正常舌苔为白色，颗粒均匀，薄薄覆盖舌质，揩之不去，其下有根，干湿适中，不黏不腻，它可反映病邪的多少，病邪的性质以及病邪的进退。

第三节　触诊

触诊在中医称摸诊，《医宗金鉴·正骨心法要旨》中，摸诊描述为"摸者，用手细细摸其所伤之处，或骨断、骨碎、骨歪、骨整、骨软、骨硬、筋强、筋柔、筋歪、筋正、筋断、筋走"。因而触诊在骨伤科诊断中极为重要，应在长期的临床实践积累经验。

根据压痛部位、范围、程度鉴别损伤的种类和性质。直接压痛，有可能局部伤筋或骨折、炎症或肿瘤。间接压痛（包括纵向叩击痛和叩击痛等），常表示有骨折、椎间盘破裂或突出等。长骨干完全骨折，在骨折部多有环状压痛。骨折斜断时，压痛范围相对较广。

畸形为骨折脱位的典型表现之一。在体表肌肉较厚，望诊不易诊断时，可触摸体表骨突表现，以判断骨折和脱位的部位、性质、移位方向是否重叠、成角或旋转等。

局部皮温变化可辨别寒热。皮温高，表示热症、急症或新伤。皮温低，表示寒证、慢性病、陈伤或血运障碍。摸皮肤一般以手背侧或小鱼际部较为适宜。

在肢体没有关节处，出现类似关节样的活动称异常活动，为骨折的典型特征。但检查时不应主动寻找，以免加重损伤和增加痛苦。

弹性固定，关节脱位后，由于周围肌肉、肌腱、韧带的牵拉，常使其固定在一定的位置，触摸时呈弹性感，是关节脱位的特征之一。

首先确定肿块的解剖层次，是骨性或串性的，是在骨骼，还是在肌腱、肌肉皮下等组织中。还须明确其质地、性质、大小、形态界限、活动度及是否固定等。

触摸法：以手指细摸伤处，辨明局部情况，做到"手摸心会"。

挤压法：远距离用手挤压伤处，根据力的传导作用，诊断有无骨折。如骨盆挤压法和胸廓挤压法。

旋转法：用手握住伤肢下端，做轻轻旋转动作，诱发伤处疼痛，并观察有无活动的障碍或特殊响声。如检查半月板的试验和研磨试验。

屈伸法：用手握住伤处邻近的关节屈伸动作，根据屈伸的度数，作为测量关节活动能力的依据，常与量法合用，并与观察主动活动进行对比。

切脉主要是了解机体内部气血的盛衰，虚实寒热的变化，作为医者立法处方、治疗处理依据之一。

第四节　叩诊

　　叩诊是利用肢体远端纵向叩击诱发骨折伤处疼痛的方法。如足跟叩击法检查股骨或胫骨骨折，头顶叩击法检查脊柱损伤。

第五节 听诊

听骨擦音是骨折的主要体征之一。两骨断端互相摩擦可发出音响，称骨擦音。

听骨传导音：如四肢长管状骨折时，可将听筒放置于胸骨或耻骨联合上，用叩诊锤叩击肢体远端骨突部。如骨折或脱位。可听到两侧肢体传导音不对称。

听脱臼声：关节复位时常听到"格登"声响，表示复位成功。

听关节摩擦音：当关节软骨面损伤或关节游离体存在时，常在肢体活动时听到摩擦音，也可结合触诊、摸诊得到。

听关节弹响：半月板损伤或较大游离体存在时，作关节伸屈或旋转活动时，常可闻及弹响音。

腱鞘及肌筋膜炎症的摩擦音，如屈指肌腱狭窄性腱鞘炎，可闻及弹响声。肌筋膜炎常在触诊时发生"捻发样"声音。

第六节　关节活动

　　用中立位零度法。以关节中立位为 0 度。

　　以量角器测量关节活动的度数较为准确。操作时，将量角器的轴对准关节中心，量角器两侧紧贴肢体，并对准肢体的轴线，然后记录所示的角度。

第七节 肌力检查

肌力检查可以测定肌肉发育情况和神经损伤的定位，对神经肌肉疾患的预后治疗有一定价值。

肌力设定标准为0到5级。

0级：肌肉无收缩（完全瘫痪）。

1级：肌肉有微弱收缩，但不能移动关节。

2级：肌肉收缩能移动关节，但不能对抗地心引力。

3级：肌肉收缩能对抗地心引力，但不能抵抗阻力。

4级：肌肉收缩时除对对抗地心引力外，能抵抗一定程度的阻力。

5级：肌力正常。

第八节　肢体测量

　　上肢长度：从肩峰至桡骨茎突尖（或中指尖）。上臂长度，肩峰至肱骨外上髁。前臂长度：肱骨外上髁至桡骨茎突。

　　下肢长度：髂前上棘至内踝下缘，或脐至内踝下缘（骨盆骨折或髋部病变时用）。大腿长度，髂前上棘至膝关节内缘。小腿长度，膝关节内缘至内踝。

　　肢体周径：两肢体应取相应的同水平测量，测量肿胀时取最肿处，测量肌萎缩时取肌腹部。下肢测量常取髌上 10 ~ 15 厘米，或髌下 10 ~ 15 厘米处之周径。两侧对比可了解肿胀或肌肉萎缩的程度。

第九节　特殊检查

◆ 头部叩击试验：病人端坐，医生以一手掌心置于病人头顶，另一手握拳叩击置于头顶部的手背。若病人感到颈部不适疼痛，或向上肢的一侧或两侧放射性疼痛或麻木，则试验阳性。用于颈椎损伤或颈椎病根性压迫检查。

◆ 侧屈位椎间孔挤压试验：病人坐位，头稍向后仰并向患侧屈曲，下颌转向健侧，医生以一手扶患侧肩部，稳定躯干，另一手按病人健侧头顶部，向患侧下方挤压，引起颈痛并向上肢放射为阳性，各种神经根受挤压，放射至相应的分布区。

◆ 臂丛神经牵拉试验：患者坐位，侧屈颈部，医生一手放于病人头部，另一手握患肢腕部，对抗牵拉上肢，如患肢出现麻木为阳性。

◆ 肩内收试验：令病人屈肘，手放于对侧肩部，若肘关节能贴近胸壁为正常，否则为异常（阳性），说明肩关节脱位。

◆ 直尺试验：用一根直尺置于上臂外侧，先靠近肱骨外上髁部，后靠近肩部，如上端仅能接触三角肌，不能与肩峰接触为正常，如能接触肩峰为阳性说明肩关节向内侧脱位。

◆ 肱二头肌长头紧张试验：患者肘关节屈曲，前臂旋后时，若引起二头肌结节间沟处疼痛，即为阳性。说明有二头肌长头腱鞘炎。

◆ 肘后三角，正常人肘关节屈曲 90 度时，肱骨内、外上髁与尺骨鹰嘴突三点成一等腰三角形，称为肘后三角。当肘关节伸直时，三点在一直线上，称为肘直线。肘关节脱位时，肘三角及肘直线解剖关系改变。

◆ 髁三角，正常肱骨长轴与内外上髁连线成直角，髁上骨折移位或畸形时，髁干角呈钝角或锐角。

◆ 密尔征：让患者屈腕，肘部伸直并将前臂旋前，肱骨外上髁处有牵拉痛为阳性。对诊断肱骨外上髁炎有很重要的参考价值。如患者伸腕，逐步伸肘并将前臂旋后，出现肱骨内上髁牵拉痛，为反密尔征阳性。对肱骨内上髁炎有重要参考价值。

◆ 伸肌紧张试验：令病人屈腕，屈指，医生一手压于患者各手指掌侧作对抗，再令患者强力伸手及伸腕，如出现外上髁处疼痛为阳性，见于肱骨外上髁炎。

◆ 屈肌紧张试验：令病人用力握拳，医生伸入手指与其握力作对抗，如出现内上髁处疼痛为阳性，见于肱骨内上髁炎。

◆ 握拳试验：握拳时，将拇指握于掌心，同时将腕关节被动尺偏，引起桡骨茎突处明显锐痛者为阳性，用于桡骨茎突腱鞘炎检查。

◆ 屈腕试验：将腕掌屈，医生经拇指同时压迫双侧正中神经，或病人双腕自然下垂，一分钟之内出现手指疼痛及麻木，或麻木加重为阳性。

◆ 动脉压迫试验：让病人握拳头驱出血液，医生双手拇指阻断腕部桡尺动脉，阻断血液通过，再嘱病人伸手到功能位，此时全手应是苍白色。检查先松开一侧动脉的压迫，若病人迅速由白转红，表明去除压迫的动脉血液畅通，若转红时间大于 15 秒，表明动脉供血不佳，为动脉压迫试验阳性。

◆ 叩击试验：用手指叩击腕掌部，如出现沿正中神经分布区传导感者为阳性。

◆ 拇对掌试验：拇指外展后行与其他四指对掌功能。如不能完成者为阳性，用于检查正中神经损伤。

◆ 夹纸试验：病人掌指及指间关节伸直位，将一纸片入在手指之间，用内收的手指夹住，检查者将纸片拉出，根据其夹纸力量的大小估计其功能，用于尺神经检查。

◆ 骶髂关节分离试验（4 字试验）：病人仰卧位，屈髋屈膝把外踝放于对侧膝部，检查者一手稳定骨盆，另一手使膝部与床面相接近，若骶髂关节疼痛为阳性。

◆ 床边伸髋试验：病人仰卧靠近床边，先将健侧髋膝尽量屈曲贴近腹部，以双手抱膝固定，腿伸直垂于床边，医生用力下压垂于床边大腿，使髋关节尽量后伸，则骶髂关节转动，发生摩擦，若在该侧骶髂关节发生疼痛为阳性。

◆ 骨盆分离与挤压试验：患者仰卧位，医生双手自髂前上棘处推按分离骨盆，然后两手自髂前上棘处向内对外挤压骨盆，骶髂关节部出现疼痛为阳性。

◆ 屈髋挛缩试验：患者仰卧，尽量屈曲健侧髋膝关节，使大腿贴到腹壁，腰中紧贴在床面上，再让患者伸直患肢，如不能将患肢平放于床面上或平放于床面上时出现代偿性腰突，即为阳性，说明该髋有屈曲畸形，髋关节僵直，病人大腿与床面形成的角度即髋屈曲畸形之角度。

◆ 单腿独立试验：病人先用健侧腿单独站立，患侧腿抬起，患侧骨盆向上提起，该侧臀皱襞上升为阳性。再使患侧腿单独直立，健侧腿抬起，健侧骨盆及臀皱襞下降为阳性，示臀中肌无力。

◆ 内拉通化线：患者仰卧，由髂前上棘至坐骨结节画一连线，正常人此线经过大粗隆的顶部，若大粗隆顶部在该线上方或下方超过 1 厘米者，视为病理现象。

◆ 布瑞安三角：病人仰卧，自髂前上棘向床面做一直线，再由大粗隆顶点作一水平线，两线的交点与大粗隆顶点间的距离，正常人是 5 厘米左右，若大粗隆上移或下移，则此距离比健侧偏短或延长，且可与健侧比较。

◆ 望远镜试验：病儿仰卧，助手按住骨盆，医生双手握患肢膝部及踝部，让患肢伸髋伸膝，然后推拉患肢，可感觉患肢可上下移动 2～3 厘米者为阳性。

◆ 弹响试验：病人仰卧，术者一手固定骨盆，另一手握住膝部，屈膝下逐渐外展髋部，如感到有股骨头还纳的弹响声，示有先天性髋关节脱位。

◆ 双髋外展试验：也称蛙腿试验。检查者用手支持病人两侧膝部，屈髋，如出现外展，外旋受限，股内收肌紧张，示髋关节疾患。

◆ 浮髌试验：病人膝关节伸直，股四头肌松弛，医生一手掌部由髌骨上方挤压关节囊，拇指及其余四指挤压髌骨两关节囊，使液体流入关节腔，另一手手指由上至下按压髌骨，若抬手时感觉髌骨与股骨髁间有一定距离，挤压时髌骨撞击股骨踝部为阳性，说明有积液。

◆ 侧方挤压试验：病人仰卧位，膝关节伸直，医生一手握住患肢小腿下端，另一手在患肢膝部向内或外推压，握小腿之手做反向用力，膝部之手由内向外推压，出现外侧疼痛为外侧副韧带损伤，由外向内推压，出现内侧疼痛，为内侧副韧带损伤。

◆ 抽屉试验：病人仰卧，受检下肢屈髋屈膝，医生侧坐检查床上，以臀部稳定病人足部，然后以双手握住膝部，向前后推拉，如胫骨过度向前移位，示前十字韧带损伤或断裂。反之，表示后十字韧带损伤。

◆ 半月板弹响试验：病人仰卧位，先使膝关节屈曲至极，医生左手固定膝关节，右手持足跟部，尽力使胫骨长轴旋，左手推挤膝关节外翻，在此外翻外旋力的同时慢慢伸直膝关节，如果内侧出现弹响和疼痛，怀疑内侧半月板损伤。如在内旋内翻力的同时伸直膝关节，诱发外侧弹响和疼痛，则怀疑外侧半月板损伤。实际操作有时并不按上述描述出现弹响或疼痛。因此诊断时要谨慎，应借助多种方法，协助诊断。

◆ 膝关节过伸试验：病人仰卧，医者一手在膝部向下用力，另一手持踝部向上用力，使膝过伸，如膝关节出现疼痛，可怀疑半月板前角损伤或髌下脂肪垫损伤。

◆ 下蹲试验：病人下蹲，膝关节极度屈曲，同时令患者前后左右移动，挤压半月板后角，如有损伤可引起疼痛。滑膜炎患者蹲位均出现疼痛。

◆ 研磨试验：病人俯卧，膝关节屈曲，医生以一手稳定患者大腿下部，另一手持足跟部，向下加压旋转小腿。并向不同方向研磨半月板。如有半月板损伤，可出现疼痛，称研磨试验阳性。可在向下提拉小腿的情况下旋转小腿检查是否有侧副韧带损伤，损伤韧带可在旋转时诱发疼痛。

◆ 重力试验：病人仰卧于健侧，患肢外展悬空，自主屈伸膝关节，如弹响减弱，则说明盘状软骨在外侧，如弹响增强，则考虑盘状半月板在内侧，如病人侧卧于患侧，骨盆下方垫一枕，使患腿离开床面，助手扶住健肢，病人自主活动患肢，如弹响加强，说明半月状软骨在外侧，如弹响减弱，则在内侧。

◆ 黑耳宾征：正常站立位，跟腱长轴与下肢长轴平行，足外翻时，跟腱长轴向外偏，偏斜程度与外翻程度成正比。

◆ 足内、外翻试验：医生将足内翻及外翻，如诱发疼痛，说明内侧或外侧韧带损伤。

◆ 拾物试验：嘱病儿于地上拾玩具或其他物品，正常情况下应膝微屈，弯腰俯地用手将地上东西拾起。如腰有异常，患儿两膝完全弯曲，腰部保护性伸直，用手能够拾物品，是为阳性，示腰椎病变，以致运动受限。

◆ 极度屈髋屈膝试验：又称骨盆回旋试验，病人仰卧，屈髋屈膝，医生把握病人膝部，使膝部尽量贴近腹部，并向头屈，推压，使臀部离开床面，腰部被动前屈，如腰骶部疼痛是为阳性。腰软组织损伤、劳损，腰椎间关节、腰骶关节、骶髂关节有病变，或腰椎结核等，均可呈阳性。但腰椎间盘突出症此试验常为阴性。

◆ 坐位屈颈试验：病人坐位，两腿伸直，然后屈颈，下肢后侧出现放射性痛为阳性。示腰椎间盘突出压迫神经。

◆ 坐位伸膝试验：病人坐位，两小腿下垂。医生将大小腿伸直。正常时，受检者可伸双膝并向前弯腰。腰椎间盘突出症患者，则因坐骨神经牵拉疼痛不能伸直小腿，为阳性。

◆ 腘神经压迫试验：将患侧髋膝均屈曲 90 度，然后逐渐伸膝并至出现坐骨神经痛时为止，再将膝放松至刚刚不痛之体位。以手指压迫三头肌腱内侧之腘神经，如出现腰至下肢放射性痛为阳性，示有腰椎间盘突出。

◆ 颈静脉加压试验：用血压计气袖环绕颈部加压维持 1 分钟，如患腿出现疼痛为阳性。或检查者立于患者身后，双手拇指置颈后，其余四指分别置于两胸锁乳突肌前缘，适当用力向后内侧压迫颈内动脉，如患肢出现疼痛为阳性。该试验与屈颈试验可鉴别诊断椎间盘突出部位及硬脊膜外神经根间的关系。压迫颈动脉，脑脊液压力升高，硬脊膜管膨胀起来，硬脊膜外神经根的上端被移向外侧，而它的外侧仍固定在椎间孔内，如果椎间盘突出在神经根肩部，压迫颈静脉及屈颈，均使神经根移向突出部，使疼痛加剧，如果椎间盘突出在神经根腋侧，在上述试验时，神经根离开突出部，可使疼痛减轻。

◆ 屈颈试验：病人仰卧，医生一手置胸前，一手置枕后，然后缓慢用力使患者头前屈，出现腰痛及坐骨神经放射性疼痛为阳性。屈颈时可使脊髓上升 1 ~ 2 毫米，神经根也随之受牵引，因此出现患肢大腿后侧放射性疼痛。

◆ 直腿抬高试验：病人仰卧，两腿伸直，医生以一手握病人足跟，另一手保持膝关节在伸直位，将下肢抬高，一般能自动直腿抬高 80 ~ 90 度。举高不能达到正常角度且沿坐骨神经有放射性疼痛者，是为阳性。记录两腿抬高的度数，为增加坐骨神经的张力，可在直腿抬到最高时将足被动背屈，引起放射性疼痛加重，称直腿抬高加强试验阳性。有时健侧直腿抬高时引起患侧坐骨神经牵拉痛，称健侧直腿抬高试验阳性。直腿抬高试验是检查腰椎间盘突出症的常用特殊检查方法。

◆ 仰卧挺腹试验：通过增加椎管内压力，刺激神经根产生疼痛，以诊断椎间盘突出症。

第十节 X线检查

　　诊断骨折，借助 X 线检查，对于了解骨折的具体情况有重要参考价值。X 线摄片检查能显示临床检查难于发现的损伤和移位。如不完全骨折，体内深部骨折，脱位时伴有小骨片断脱等。X 线摄片须包括正、侧位，并须包括邻近关节，有时还要加摄特定位置或健侧相应部位的对比 X 线片。

　　尽管 X 线检查对于骨关节损伤的诊断如此重要，但只应该借助它来检查印证临床的现象，帮助确定骨与关节损伤的存在与否，而决不应单纯依赖它去发现损伤，否则，就有可能为照片的假象所蒙蔽。有些无移位的腕舟状骨，股骨颈骨折早期，或肋软骨骨折 X 线不容易发现，当 X 线片与临床其他诊断有矛盾，尤其是临床上有肯定体征，而 X 线片显示阴性时，必须以临床为主，或是再作进一步检查，从而发现问题。或是加摄健侧 X 线片，予以对比，若临床仍不能排除骨折，应定期随诊，再行摄片加以肯定或排除。

　　临床检查应与 X 线检查相互补充，彼此印证使诊断更为确切可靠，在急救现场，缺乏 X 线设备时，主要依靠临床检查来诊断和处理骨折。

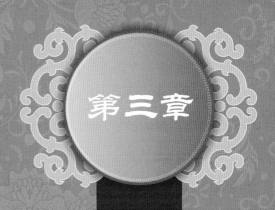

第三章

损伤的原因与分类

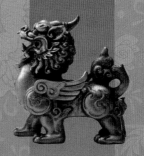

· 第一节　损伤的原因 ·

　　造成损伤的原因很多，当致伤性因素作用于人体的某一部位，则造成这些组织或器官解剖结构上的破坏和生理机能上的紊乱。

　　◆ 闭合性损伤：闭合性损伤多由钝性物体打击或暴力牵拉造成，是指受伤的局部皮肤及黏膜完整，其深部组织和器官发生损伤而言。

　　◆ 挫伤：为钝物打击所致的皮下组织或黏膜下软组织的损伤。常见于棒打、脚踢或重物碰撞之后，根据致伤力的大小，轻度挫伤可只在局部出现皮肤瘀斑和皮下水肿、出血，严重者可同时有深层组织或器官的毁坏，累及范围也较大。

　　◆ 扭伤：多发生在关节及关节周围组织。是由于关节超过生理性运动范围，使其韧带、肌肉、肌腱等过度牵拉所致。较严重的扭伤可有韧带、关节囊、肌肉和软骨等断裂或附着点的撕脱。

　　◆ 挤压伤：是指肢体或躯干某一局部，遭受长时间的作用力，方向完全相反的面状挤压所引起的损伤。挤压力越大，作用时间越长，则组织破坏越严重。多见于地震、爆破后房屋倒塌或重物坠落压伤。受损伤的局部有较广泛的组织破坏，甚至发生缺血性坏死，其代谢产物可大量吸收入血而产生挤压综合征。轻者损害肝肾功能，重者可危及生命。

　　◆ 震荡伤：系脑髓受到钝力作用，神经细胞因受震荡而出现暂时性的功能障碍。伤及颅脑者谓之脑震荡，伤及脊髓者谓之脊髓震荡伤。

　　◆ 爆震伤：由强大爆炸力所产生的高压气浪的冲击波，或水下冲击波等空气压力急剧改变所引起的伤害。其特点是皮肤表面并无伤痕，而机体深层组织包括器官和脏器常遭受严重而广泛的损害。如胃肠破裂、鼓膜破裂、肺破裂等。

　　◆ 开放性损伤：多由锐性物体或高速物体造成。是指受伤部位皮肤发生破损者。如刺伤、割伤、火器伤等。

◆ 擦伤：致伤物或暴力的切线运动使其粗糙面迅速擦过皮肤表面，在皮肤表面遗有伤痕及小点状出血或同时有少量血清性渗液。

◆ 刺伤：由长面尖的铁钉、刺刀、竹签等锐器刺入而引起的损伤，伤口一般小而深。若刺伤深部的实质性脏器和大血管，则可有大量出血；当刺伤空腔脏器，则引起严重感染，刺伤时容易将异物和细菌带入体内。有时会引起感染，包括破伤风等特殊感染。

◆ 割伤：是由刀器切割所致的损伤。其创口边缘整齐，创面平滑，创口周围组织伤相对较少，但出血较多，浅的切割伤只伤及皮肤；深的切割伤可使受伤局部的肌肉肌腱神经血管等组织同时被切断。

◆ 裂伤：由钝性物体撞击，挤压或暴力牵拉所致。其创口边缘多不整齐，有时皮肤被整片撕脱，严重者深部软组织可被拉断。

◆ 火器伤：是指武器的弹头，弹片所引起的损伤。可为擦伤，亦可为贯通伤。若贯通则有入口、出口和伤道，其组织损伤严重，只有入口，而无出口的火器伤，称为非贯通伤。弹头弹片等异物，仍留在体内。同时衣服碎片，泥土或其他异物也可带入体内，造成严重污染。

◆ 物理性损伤：主要指来源于热能、电能、光能和放射能的致伤性因素，刺激作用于机体所引起的组织损伤。根据能量的不同物理状态，可分为烧伤、冻伤、光能灼伤、电击伤和放射能损伤等。

◆ 化学性损伤：致伤因子如强酸、强碱、黄磷等有刺激的物质造成的损伤属于化学性烧伤。有些化学物质与机体接触后，并不引起接触部位的明显损害，而是通过皮肤、黏膜吸收后引起的全身性中毒反应，如有机磷中毒等。

◆ 生物损伤：致伤因素如兽咬、蛇咬、虫蜇等。除了能造成一定的机械性损伤外，有的还可带入毒素（如蛇毒），或传入病原微生物（如狂犬病毒）。根据毒性的强弱，有些只引起局部的改变，有些则有较重的全身性反应。

第二节 损伤的分类

◎ 软组织损伤

1. 按暴力伤及部位分类

◆ 扭伤：系间接暴力使肢体和关节周围的筋膜、肌肉、韧带过度扭曲、牵拉引起损伤或撕裂。扭伤多发生于关节周围的组织。

◆ 挫伤：是指直接暴力打击或冲撞肢体局部，引起该处皮下或深部组织损伤。轻者局部血肿，瘀血斑明显，重者肌肉、肌腱断裂或血管神经严重损伤。

2. 按伤筋的程度分类

◆ 筋断裂伤：由于扭挫牵拉等强大外力，造成的某一部位筋的完全断裂。可导致严重的功能障碍和明显的局部疼痛、肿胀及瘀血斑、畸形，以筋断而挛缩所致的筋聚及缺如部分的凹陷空虚为特点。

◆ 筋撕裂伤：机理与筋断裂伤相同，只因性质部位及外力大小有别而仅造成了某些筋的部分撕裂损伤，一般的腰部、腕部、踝部及指间关节的扭伤多属于筋的撕裂伤害。

3. 按伤筋的时间分类

◆ 急性伤筋：中医称新伤，是突然暴力造成的损伤。伤后不超过2周，急性伤筋的特点是：一般有明显的外伤史、疼痛、肿胀、血肿，功能障碍及畸形等症状和特征。出现及时而又明显。

◆ 慢性伤筋：中医称陈伤、久伤、劳伤等，凡伤后超过2周以上未愈者，均属慢性伤筋。其特点是：外伤史不一定很清楚，临床症状体征不如急性伤筋明显。但与六淫劳累关系密切，常为症状加剧的主要原因。

🔷 骨折

对骨折进行分类是决定治疗方法和掌握其发展变化规律的重要环节。骨折的分类方法很多，同一病例根据骨折前后的变化和骨折局部的病变则有不同的分类。

1. 根据骨折处是否与外界相通分类

◆ 闭合性骨折：骨折处的皮肤或黏膜完整，骨折端与外界不相通者。

◆ 开放性骨折：骨折处皮肤和黏膜破裂，骨折端通过破裂处与外界相通者，骨盆耻骨部骨折合并有膀胱或尿道破裂，或尾骨骨折合并有直肠破裂，均属于开放性骨折。某些闭合骨折的断端已穿破肌肉和深筋膜，对皮肤造成直接压迫而引起坏死和剥离，则称为潜在性开放骨折。

2. 根据骨折的损伤程度分类

◆ 不完全骨折：骨小梁的连续性仅有部分中断，骨折处有成角、弯曲畸形，此类骨折多无移位，故又称青枝骨折。

◆ 完全骨折：骨小梁的连续性完全中断，管状骨骨折后，形成远近两个或两个以上的骨折段，此类骨折多发生移位。

◆ 单纯骨折：无并发神经、重要血管、肌腱或脏器损伤等。

◆ 复杂骨折：并发神经、重要血管、肌腱或脏器损伤者。

3. 根据骨折线的形状分类

◆ 横断骨折：骨折线与骨干纵轴接近垂直。

◆ 斜行骨折：骨折线与骨干纵轴交成锐角。

◆ 螺旋骨折：骨折线呈螺旋形。

◆ 粉碎骨折：骨碎裂成三块以上，称粉碎骨折。骨折线呈 T 形或 V 形时，又称 T 型或 V 型骨折。

◆ 嵌插骨折：骨折端互相嵌入，多发生在长管状骨干骺端密质骨与松质骨交界处。骨折后，密质骨嵌插入松质骨内，可以发生在股骨颈和肱骨外斜颈等处。

◆ 压缩骨折：松质骨因压缩而变形，如脊柱骨及跟骨等。

◆ 裂缝骨折（或称骨裂）：骨折间隙呈裂缝或线状，形似瓷器上裂纹，常见于颅骨、肩胛骨等处。

◆ 青枝骨折：多发生于儿童，仅有部分骨质和骨膜被拉长，皱折或破裂，骨折处有成角、弯曲畸形，与青嫩的树枝被折时的情况相似。

◆ 骨骺分离：发生在骨骺板部位，使骨骺与骨干分离，骨骺的断面可常有数量不等的骨组织，故骨骺分离，亦属骨折之一种。常见于儿童和青少年。

4. 根据骨折端的稳定程度分类

◆ 稳定骨折：骨折端不易移位，或复位后经适当固定不易发生再移位者，如裂缝骨折、青枝骨折、无移位的完全骨折、嵌插骨折、横断骨折、股骨干骨折。

◆ 不稳定骨折：骨折端本身易移位，或复位后易发生再移位者，如斜形骨折、螺旋骨折、多段骨折、粉碎骨折、股骨干横断骨折等，均为不稳定骨折，此类骨折复位固定都比较困难，预后一般比稳定骨折差。

5. 根据骨折后的时间分类

◆ 新鲜骨折：骨折端的血肿尚未完全吸收，尚未形成纤维骨痂包裹者。一般伤后 1～2 周内的骨干骨折属此类。对愈合较慢的股骨颈骨折、腕舟骨骨折，在伤后 3 周内也属新鲜骨折。

◆ 陈旧骨折：骨折断端间已有纤维组织或骨痂包裹者称陈旧骨折，多为受伤 2～3 周以后的骨折，此类骨折复位较难，愈合较慢，若时间过久，骨折可以畸形愈合、迟缓愈合或不愈合。

6. 根据受伤前骨质是否正常分类

◆ 外伤骨折：骨折前骨质结构正常，纯属外力作用而产生骨折者。

◆ 病理骨折：骨质原已有病变，经轻微外力作用而产生骨折者。

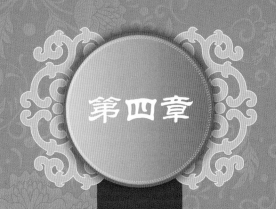

第四章

骨折脱位临床表现及修复

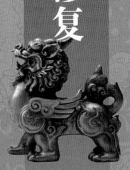

第一节 骨折脱位临床表现

◨ 骨折

在力的作用下，骨的连续性和完整性遭到破坏称为骨折。骨折的临床表现：疼痛是骨折的必有症状之一。

1. 疼痛

疼痛是人体受到强烈刺激和遭到破坏时通过神经系统做出反应，骨折所见疼痛主要由损伤所致，由于经脉变损，气血凝滞，阻塞经络而发生疼痛。

2. 肿胀

肿胀是骨折的客观症状之一。肢体受伤，局部经脉必然受损，离经之血阻塞络道，瘀滞于肌肤腠理，首先浮胀，继而肿处增大。骨折后骨与软组织的血管破裂，引起局部出血，肿胀，软组织稀薄、损伤表浅、出血多时，血肿可透过撕裂的肌膜及深筋膜，渗入皮下，使皮肤变色，形成青紫色瘀斑，内压增高时，还可引起张力性水疱，甚则影响局部血运。

3. 功能障碍

功能活动是建立在正常的解剖生理基础上的，当机体遭受外力损伤，造成骨折、脱位及软组织损伤时，肢体关节必然反映出部分或全部功能障碍。引起功能障碍主要有以下4个原因：①疼痛。②肌肉反射性痉挛。③肌肉失去应有杠杆力。④肌肉、韧带、肌腱、关节囊、神经、血管等软组织破坏。

4. 骨传导音

检查时，应在骨干两端选择两个骨突出部，用听诊器放在一端骨突出部作为收音区，用手指叩击另一端作为发音区。与健侧对比，从骨传导音质与量的改变可判断，有无骨折及骨端移位情况。在无 X 线设备的情况下，可用作诊断和判断愈合的一种方法。

5. 骨折的特有体征

骨折属骨伤科的急症、重症、危症范畴。除具有疼痛、肿胀及功能障碍的临床表现外，因其骨骼断裂，还有其特有的畸形、骨擦音及异常活动。在临床诊断中，只要有其中一项，就可初步诊断为骨折。①畸形：肢体骨折后发生形态上的异常。因暴力作用，肌肉韧带的牵拉及体位或搬运不当，而出现骨折端凸起、凹陷、缩短或弯曲等。关节部位的骨折，可出现特有的外观畸形。科雷氏骨折出现餐叉样畸形。伸肌腱远端断裂出现锤状指等。一些部位合并神经、肌腱损伤时，也有其特殊的外观畸形。②骨擦音：完全性骨折，两断端相互碰触或摩擦而发生的声音或感觉，称为骨擦音或骨擦感。初诊时可听到或手摸感觉到。在已经明确诊断的前提下，尽可能不去寻找这一特征。而增加伤者的痛苦及加重局部损伤。③异常活动：在骨干部位，因骨骼完全断离，局部可出现一些不应有的活动。也称假关节活动。

🔲 脱位

凡构成关节的骨端关节面因脱离正常解剖的位置，发生功能障碍者称为脱位。关节脱位多由间接暴力所造成。

1. 脱位的分类

①按脱位性质分类：外伤性脱位、病理性脱位和先天性脱位。② 按脱位时间分类：新鲜脱位（2～3 周内）、陈旧性脱位（超过 2～3 周）和习惯性脱位（多次反复）。③按脱位的程度分类：不全脱位、完全性脱位和脱位合并骨折。④按脱位方向分类：前脱位、后脱位、上脱位、下脱位及中心性脱位。⑤按脱位关节是否与外界相通分类：闭合性脱位和开放性脱位。

2. 脱位的临床表现

①关节处疼痛和压痛。②局部肿胀及皮下瘀斑。③关节功能障碍。

3. 脱位的特有特征

①关节畸形：关节脱位主要表现在关节形态上的异常。如肩关节脱位出现方肩畸形。肘关节脱位出现肘后三角关系明显改变。髋关节后脱位可出现屈曲内收内旋和缩短畸形等。②关节盂空虚。③关节弹性固定。

第二节 骨折的愈合分期

骨折愈合过程中，骨组织进行再生重建，一般将骨折愈合分为三期：炎症反应期、骨痂修复期及塑形改造期。进行分期是为了便于说明骨折愈合是一个连续的组织修复过程，不能截然分开。在炎症期已存在着部分修复活动。在修复期也存在着塑形改造。分期只是将整个修复过程中的组织学特点作集中的描述。

1. 炎症反应期

根据动物实验观察，骨折后骨折断端的骨膜（内、外骨膜）、骨（皮质骨及髓腔）及邻近软组织中的血管破裂。局部出血聚集在髓腔，骨折断端间和掀开的骨膜下，出血很快形成凝块。由于局部血运被破坏，断端及邻近部位细胞坏死，相邻血管扩张。充血，除多形核白细胞及吞噬细胞渗出外，血浆渗出而水肿。继之，血肿周围（包括骨折断端及附近）的纤维组织增生，包围血肿并伸入于血肿中，吸收并代替血肿，血肿开始机化。骨折后24小时，骨折断端附近的外骨膜即已开始增生而肥厚。可使成骨细胞增生并产生新生骨。此后断端髓腔处的骨内膜亦出现增生及成骨现象。上述变化见于骨折后的1周内。

2. 骨痂修复期

随着血肿被增生伸入的纤维组织所分隔和通过吞噬细胞等作用吸收代替。此时骨折断端之间及周围，即被增生的纤维组织所代替充填。位于断端周围的部分纤维组织开始向软骨细胞分化，形成幼稚的成软骨细胞并产生软骨基底，通过软骨的骨化，形成新生骨。与此同时，两骨折断端之外骨膜继续增生肥厚，并通过成骨细胞产生新生骨，称膜内化骨。新生骨紧贴于皮质骨表面。自骨折的两侧端向骨折线进发，呈相对方向生长。由少渐多，由薄增厚，呈斜坡状，越靠近断端，新生骨数量越多，最后融合。原位于骨折断端附近髓腔的内骨膜已肥厚增生，通过成骨细胞作用，形成较少量的新生骨，充填于髓腔之内。以上过程最终使骨折连接，一般于骨折后3周左右完成。

3. 塑形改造期

骨骼系统的结构是与其力学需要相适应的。

塑形期是使骨折部位骨质恢复最佳功能、结构，包括在相当于皮质骨部位的增生，网状的新生骨恢复，重建哈佛系统及在相当于骨髓腔部位，已形成的大量新生骨通过破坏和吸收，使髓腔再通。

骨质的塑形在骨折修复期已开始，骨的每种功能改变，都有与数学法则一致的确定的内部结构和外部形态的变化。塑形改造须服从于骨的功能要求。

骨折的一期愈合：当骨断端紧密接触，血供损害较少，骨质无吸收时，骨折一端的毛细血管及哈佛系统直接跨过骨折线进入另一骨折端，新骨沿哈佛系统在长轴方向逐渐沉积而进行修复的过程称为一期愈合，这种一期愈合从X线上见不到骨痂，用四环素荧光法进行实验观察，可以发现跨越骨折线的新哈佛系统约在骨折后6周或更长的时间形成。

骨折的二期愈合：凡通过外骨痂的形成以及改建使骨折愈合者，称为骨折的二期愈合。皮肤的二期愈合系由疤痕组织来完成。而疤痕组织始终为疤痕组织，永远不会变化，其物理特性远较皮肤为差。因此，皮肤的二期愈合不如一期愈合好，骨组织则不然，二期愈合的外骨痂，终将改建成为真正的骨组织，其理化性质与原有骨组织相同。由于应力可促使骨痂的愈合比一期愈合快，约在4周左右就能为骨折处提供一定程度的稳定性。故骨折的二期愈合比一期愈合更为优越。

第三节 影响骨折愈合的因素

骨折的愈合是由细胞来完成的。所以几乎所有的内源性和外源性因素都可影响到细胞的代谢，促进和延迟骨折的愈合。

◆ 局部的损伤程度：骨折局部的软组织损伤程度可直接影响骨折愈合。软组织损伤程度轻，骨折愈合快，软组织损伤程度重，骨折愈合慢。

◆ 骨缺损的程度：严重的骨缺损或骨折过牵，延迟了桥梁骨痂的形成，是骨折延迟愈合或不愈合的常见原因。

◆ 骨折的类型：骨折累及的是皮质骨还是松质骨，其愈合速度有着明显的差别。松质骨愈合很快，这可能是由于其接触面大，血运好，局部受到的扭转剪力干扰小。皮质骨的愈合过程复杂，受外部影响因素多，如果整复质量高、对位好、固定合理，可通过板样的外骨痂愈合。如果整复差、对位不良、固定不合理，则断端常出现絮状骨痂，且愈合时间长。

◆ 固定的合理性：在骨折愈合过程中，固定是非常重要的。任何不适当的固定都可导致延迟愈合或不愈合。经验证明，反复的手法整复，固定不稳导致骨折再移位，很容易干扰骨折愈合的第一阶段。使骨折周围再生的毛细血管撕裂，外骨痂失去早期的稳定作用。如果整个愈合过程的固定都不合理，即可在断端形成假关节。

◆ 感染：对骨折愈合的影响主要是两个方面：在处理开放伤口并有骨折时，忽视了对骨折的固定，而使骨折迟缓愈合。同时，由于感染引起的局部炎症性充血时间，较单纯骨折引起的局部创伤性充血时间要长得多，骨化要待感染停止，充血消失才开始，但只要有效地控制感染，骨折是可以愈合的。

◆ 病理骨折：骨病和肿瘤造成的病理骨折，在处理好局部病灶的前提下，骨折是可以愈合的。但恶性肿瘤病人的预后往往不良。

◆ 断端的血供：组织的再生，需要足够的血液供给。血供良好的松质骨部骨折愈合快，而血供不良的部位，骨折则愈合速度缓慢。甚至发生延迟愈合，不愈合或缺血性骨坏死。如胫骨干下 1/3 骨折、股骨颈头下部骨折、腕舟骨腰部骨折等。骨有数段骨折愈合速度也较慢。

◆ 关节内骨折：关节内骨折存在的问题很多。关节滑液中含有纤维蛋白溶酶。它可使骨折早期的血凝块溶解，延迟骨折的第一期修复过程。与缺血性坏死的骨折一样，骨折需能够愈合，但比关节外骨折所遇到的困难要大得多。

◆ 年龄因素：青少年的骨折愈合快，塑形能力强。老年人骨质疏松，代谢水平低，骨折愈合慢，且常发生再骨折。

◆ 激素的影响：临床和实验研究均证实，可的松可以影响骨折的愈合速度，它可影响多能间质细胞向成骨细胞的分化，抑制骨基质成分的连接。

◆ 健康情况：身体总是动员体内一切力量促进骨折愈合的。身体强壮，气血旺盛，对骨折愈合有利。反之，慢性消耗性疾病，气血虚弱，如糖尿病，重度营养不良，钙代谢障碍，骨软化症，恶性肿瘤或骨折后有严重并发症，骨折愈合迟缓。

第四节　骨折临床愈合标准和骨性愈合标准

掌握骨折临床愈合和骨性愈合标准，有利于确定外固定的时间、练功计划和辨证用药。

1. 骨折临床愈合标准

①局部无压痛，无纵向叩击痛。②局部无异常活动。③X 线片显示骨折线模糊，有连续性骨痂通过骨折线。④功能测定，在解除外固定情况下，上肢能手举 1 千克重物达 1 分钟，下肢能连续徒步 3 分钟并不少于 30 步。⑤连续观察 2 周骨折处不变形，则观察的第一天，即为临床愈合日期。⑥后两项的测定必须慎重，以不发生变形或再骨折为原则。

2. 骨折的骨性愈合标准

①具备临床愈合标准的条件。②X 线片显示骨小梁通过骨折线。

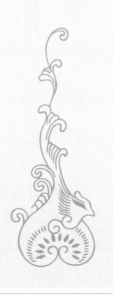

第五节 骨折延迟愈合与不愈合

1. 骨折延迟愈合

骨折经治疗后，已超过同类骨折正常愈合的最长期限，骨折处局部仍有肿胀、压痛、纵轴叩击痛，异常活动等现象。X线片显示骨折端所生长的骨痂较少。骨折线不消失，骨折断端无硬化现象，而有轻度脱钙，但骨痂仍有不断生长的能力。只要找出原因，做针对性的治疗，骨折还是可以连接的，这种情况称骨折延迟愈合。

骨折延迟愈合多由于过度牵引，粗暴或多次手法整复，复位不良，内外固定不确实，骨折部位特殊，骨折端有组织嵌入，骨折端血运不良，功能性废用。骨质疏松，手术过度剥离损伤骨膜，髓腔阻塞，周围软组织损伤严重或感染，营养不良，体质虚弱等原因造成。

骨折延缓愈合应及时找出原因，如身体气血虚衰，脾肾亏损，损伤失血过多，全身营养不良，骨骼本身内在疾病，以及对骨折处理不当，固定不良等均可影响骨折迟缓愈合。

2. 骨折不愈合

是指骨折所需愈合时间再三延长后，骨折仍没有连接。骨折端已形成假关节。X线片显示骨折端互相分离，间隙增大，骨端硬化或萎缩疏松，髓腔封闭者。

造成骨折不愈合的原因：主要有骨折本身条件差，如大块骨缺损，软组织严重剥离，或骨折断端间有不利于骨折愈合的应力干扰。如肢体重量和肌肉牵拉力对骨折端造成的成角，扭转和剪切应力。另外本身和骨折端周围软组织的感染、断端间软组织嵌入及一些人为的干扰也可导致骨折不愈合。

临床上骨折延迟愈合比较常见，真正的骨折不愈合是少见的，骨折部骨痂稀少或缺无，在 X 线片上表现为骨折断端分离，硬化萎缩，光圆，骨髓腔封闭，有异常活动，但局部无疼痛，无肿胀，此即达到萎缩型不连状态，表明骨折愈合机能已停止，若不采取积极措施，骨折已不能愈合。

第六节 骨折急救

骨折急救的目的：在于用简单而有效的方法，抢救生命，保护患肢，使能安全而迅速地运送至附近医院，以便获得妥善的治疗。

1. 抢救生命

根据受伤过程，通过简单观察和重点检查，即可迅速了解病情，一切动作要谨慎，轻柔稳妥，首先抢救生命，如患者处于休克状态中，则应以抗休克为首要任务。注意保温，有条件时应立即输血、输液，对于颅脑复合伤而处于昏迷的患者，应保持呼吸畅通。

2. 创口包扎

及时而妥善地包扎，能达到压迫止血，减少感染，保护伤口的目的。包扎动作要轻巧迅速，准确，要严密牢固，松紧适宜包住伤口。大血管出血，可采用止血带，应记录开始用止血带的时间。若骨折端已戳出伤口但未压迫血管、神经时，不应立即复位，以免将污物带进创口深处。可待清创术将骨折端清理后，再行复位。若在包扎创口时骨折端已自行滑回创口内，则到医院后务须向负责医生说明情况，促其注意。

3. 现场固定

骨折急救处理时，将骨折的肢体妥善地固定起来，这是最重要的一项。目的是防止骨折断端活动而造成新的损伤。减轻疼痛、预防休克，这对骨折的治疗有重要作用。凡有可疑骨折者，均应按骨折处理。不必脱去闭合性骨折患者的衣服、鞋袜等，以免过多搬动患肢，增加疼痛。若患肢肿胀较剧，可剪下衣袖或裤管，闭合骨折，有穿破皮肤、损伤血管神经的危险时，应尽量消除显著的移位，然后用夹板固定，但不可在现场试行复位，因此时并不具备复位所需的条件。固定的材料应就地取材，可选用绷带、棉垫、木夹板、树枝、竹杆、木棍、木板、步枪等。固定时应防止皮肤受压损伤。四肢固定要露出指、趾尖，便于观察血循环。固定完成后，如出现指、趾苍白、青紫、肢体发凉、疼痛麻木，肢体远端动脉搏动消失时，表明血循环不良，应立即检查原因，如为缚扎过紧，需放松缚带或重新固定。

4. 迅速运送

经妥善固定后，应迅速送往医院处治。

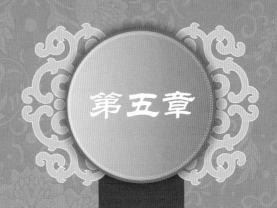

第五章

创新的损伤治疗

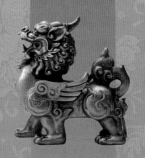

第一节　创新的损伤治疗总则

肢体是人体的运动器官，其生理功能就是活动。治疗过程中，只有保护和适应机体组织的生物性能，才能有良好的效果，任何违反肢体生理功能和骨生物性能的做法，都是有害的。

骨科疾病的治疗原则：是在整体观念和辩证论治的基本精神指导下判定的。骨伤科的各种病灶均与脏腑、经络、气血、筋骨及皮肉有关。由于受伤的姿势不同，组织损伤的部位、程度不同，疾病的证候表现也多种多样。因此，必须从复杂多变的疾病现象中，抓住病变的本质，采取相应的措施，扶正祛邪，充分发挥病人的主观能动性。医患配合，并针对病变的轻重缓急辨证施治。

1. 固定与活动统一

骨伤疾病多是由各种原因造成的，骨骼及周围软组织损伤，治疗的目的是使肢体尽快恢复功能。广泛、长期的固定会造成肌肉萎缩、关节僵硬，而不合理的活动，又可使损伤加重，不利于恢复。所以处理好动与静这对矛盾的辩证关系，是选择各种治疗方法的前提。

机体损伤后只有在尽可能恢复肢体生理功能的情况下早期活动，才能促进损伤的修复，瘀血得以祛除，气血流畅，祛瘀生新。正如唐代蔺道人在《理伤续断方》中指出的："凡曲转…将绢片包之，后时时运动。盖曲则不得伸，得伸则不得曲，或曲或伸，时时为之方可。"在此基础上，后世医家提出了"动静结合"的原则。

关于骨折的治疗措施：应该只固定局部，不包括上下关节，使固定后的肢体都能活动，也就是说："动中有静，静中有动"。固定以肢体能活动为目标，而活动又不使骨折再移位为限度。坚强有效的固定是肢体能够活动的基础，而合理的活动又是促进骨折愈合的重要条件，应该鼓励有利的动、限制不利的动，全身肢体和骨折断端都要动静结合。

骨折再移位的影响因素是肌肉的牵拉。骨折移位是被动的，但肌肉的收缩活动是主动的。通过局部固定的外力和肌肉收缩的内在动力产生的有效固定的合理活动，把肌肉收缩引起再移位的消极因素转变成维持固定矫正残余移位的积极因素。在骨折愈合以前，动是绝对的，静是相对的，绝对固定是难以实现的，而且是有害的。对于骨科其他损伤也是如此。只有动静结合，才能发挥人体正常的生理功能，使气血调畅，精气充盛，筋骨强健。

2. 骨与软组织并重

中医认为，骨肉相连，筋能束骨，骨折脱位的同时必伴有筋的损伤，筋伤的同时，亦可骨错缝。因此，必须把骨与周围软组的损伤作为一个系统的结构来考虑。

骨折后与骨折两断端一侧相连的软组织，往往在成角的凹侧，是骨折复位和固定的重要条件，整复时要重视，不要损害这些软组织，要利用它对骨折断端的牵拉作用将骨折对位，这是有利的一面。但另一方面，骨折碎断或骨缝离错，失去其支撑作用，侧筋也受到牵拉而"驰、纵、卷、挛、翻、转、离、合。"所以在整复骨折移位或错缝的同时，还应用手法理顺经络，按其经络，以通郁闭之气，摩其壅聚，以散瘀结之肿，其患可愈。

筋的损伤日久，失其约束骨骼之功，筋脉弛纵，束骨无力，也会导致"骨错缝"。治以养血荣筋为主，理筋分筋，正骨复位。由于筋骨之间相互影响，病变后可互相转化，故治疗时要筋骨并重，不可偏废。

3. 局部与整体兼顾

中医认为人是一个有机的整体，如《正体内要》云："肢体损于外，则气血伤于内，营卫有所不贯，脏腑由之不和。"说明外伤与内损、局部与整体之间的关系是相互作用、相互影响的。

骨折是由外来暴力造成的躯体某一部分的折断。表面看似乎是局部的损伤，但实际上是整体受伤，因为骨折后会引起机体一系列的内在变化。《普济方·折伤门》中说："血行脉中，贯于肉理，环周一身。因其机体外固，经髓内通，乃能流注不失其常，若因伤折，内动经络，血行之道，不得宣通，瘀积不散，则为肿为痛。治宜除去恶瘀，使气血流通，则可复原也"。所以在治疗时，应局部与整体兼顾，内治与外治结合。外以手法整复骨折、脱位、矫正畸形。对"骨之跌伤错落，或断而两分，或折而陷下，或碎而散乱，或歧而停突，相其形势，徐徐接之。使断者复续，陷者复起，碎者复完，突者复平"。《医宗金鉴》云："内以血不活，则是瘀不能去，瘀不去则折不能续。"故早期以活血化瘀，中期后期以接骨续筋，培补肝肾，调补气血，以利骨折的愈合。

对于伤筋一症，外治当按揉筋络，理顺其筋。内治则当以调其气血，以安其络。新伤当化瘀通络，迁延日久当养血荣筋。筋伤挟寒，治以温经通络。积聚成块，治以化痰消肿，软坚散结。所以，在治疗损伤的同时，应兼顾脏腑，辨证施治，选方用药。

4. 医患合作

机体的损伤多由外来暴力造成的，除个别情况外，患者的整体功能和各部器官基本上是正常的。因此，不要简单地把他们看作病人，应该积极的创造条件，让其尽快地恢复，接近正常人的生活。

从表面上看，是医生给病人治病，实际上医生只能按照疾病发生发展的客观内在规律，为病人战胜疾病创造有利条件，任何医疗措施只有通过病人的主观能动性，才能充分发挥作用，不应该将病人放在被动的地位。应该引导他们进行功能锻炼，增强机体修复能力，使气血流畅。避免关节僵硬，肌肉萎缩，并使骨折断端受到生理压力刺激，促进骨折愈合和肢体功能恢复。

人是物质的，也是精神的。治病先要治人身上的病，同时要增加他们战胜疾病的信心。因为在一定条件下，患者的精神状态和主观能动性对疾病的发生、发展及转归起着关键作用。

正骨是治疗骨折的首要步骤，力求达到：断者复续，陷者复起，碎者复完，突者复平，使之仍复于归也。

骨折整复得越好，骨折愈合越快。切不可马虎从事。只有高标准，严要求才能提高整复技术。因此，每例骨折都应争取整复到解剖对位或接近解剖对位。

　　骨骼是人体的支架，是活动中的杠杆。它以关节为枢纽，以肌肉为动力，以神经为统帅，按人的意志进行功能活动。

　　当人体遭受外力破坏造成骨折时，肢体失去了骨骼的支架作用就不能活动。骨折的治疗，首先将骨折复位，恢复骨骼的支架作用。肢体内部动力也重新恢复平衡，为了使这种平衡获得持续稳定必须进行固定，但固定只是为骨折愈合创造条件。加速骨折愈合的关键在于功能锻炼及必要的内外用药，这是古今中外治疗骨折的四项基本措施，临床上，要根据具体情况灵活运用。

第二节 创新的骨折整复原则

理想的骨折疗法，用无损伤的办法让骨折对位，将骨折局部有效的固定，而又不影响关节的活动，让患者在骨折愈合期间能生活得像正常人一样。也就是要以最大的安全，最高的疗效，最小负担的方法去治疗骨折。

治疗骨折要顺乎于自然，合乎生理，符合生物力学，适应骨组织的生物性能。

完整的诊疗骨折治法：必须以整体观念，辨证论治，动静结合为指导思想。施以手法正骨，局部外固定，练功和内外用药的基本治疗法则。

手法正骨和小夹板固定，最大限度地保存了骨折部位的血运和软组织连续。这是切开整复内固定所不能及的。

手术是技术，非手术是更高的技术。

早期少损伤或不损伤，更不能加重损伤的手法正骨。

要求术者：以灵活轻巧，熟练准确地一次性手法正骨成功。

对老年性骨折患者的治疗：不把骨折作为主要矛盾，重点加强护理，积极预防和治疗危及病人生命的合并症、并发症。力争把老年性骨折患者多发的合并症、并发症、后遗症、死亡率降到最低限度。

肢体以关节为枢纽，以骨骼为杠杆，通过肌肉的协调舒张而进行活动，骨折移位后肢体因失去了骨骼支架作用而不能正常活动。因此，治疗骨折，首先要进行整复，把移位的骨折段重新复位。

中医在整复骨折方法上有丰富的经验，《医宗金鉴·正骨心法要旨》云："夫手法者，谓以两手安置所伤之筋骨，使仍复于旧也"。力求达到："断者复读，陷者复起，碎者复完，突者复平。"骨折整复得越好，骨折越稳定，骨折愈合越快。

手法或手术只是治疗的开端。最卓越的功绩只能从它的功能上的成功来衡量。可见，古今中外对骨与关节损伤的治疗，其最终目的就在于恢复肢体的运动功能。中西医结合治疗法在整复原则与手法方面，形成了一整套理论体系。

骨折整复是骨折移位的反过程。肢体骨折后，因外力的作用和骨折断端肌肉的牵拉，使骨折发生移位，在骨折断端间产生各种畸形。因此，在骨折整复前，必须首先了解外力的性质、大小、方向、局部软组织损伤及肌肉对骨折断端牵拉作用。弄清骨折移位时所经过的途径。然后再选择合适的手法，将移位的骨折断端沿着与移位方向相反的途径倒退回原位，骨折即可得到整复。

综合复位与分解复位辨证施用。骨折后断端之间可发生重叠旋转、成角和侧方移位，如果能采用综合方法将整复不同移位的各个力量综合在一起，一次整复成功，就是综合复位。例如一般桡骨下端骨折无粉碎且关节面完整者，可采用"牵抖"复位法。又如儿童桡偏型孟氏骨折的"拳击"法，都属于综合复位。如不可能一次整复者，需先矫正旋转及重叠移位。再矫正成角及侧方移位，然后舒理肌腱、韧带、软组织等使之归复原位。例如桡骨下端粉碎骨折，波及关节面者，就使用分解复位。

急性复位与慢性复位相结合，骨折应该争取一次完全整复，这样有利于骨折愈合，这是急性复位。有些骨折一次难以整复需采用局部固定与早期功能锻炼相结合的方法，使畸形移位逐渐得到纠正，这就是慢性复位。如股骨干骨折，通过牵引矫正重叠移位，利用夹板、压垫和练功时肌肉的内在动力逐步矫正侧移位，从而使骨折获得慢性复位。陈旧性骨折经再折术后变陈旧为新鲜，可按新鲜骨折治疗。

整复与固定相结合，整复中有固定，固定后可再整复。一次不能整复时，可分期整复，分段固定。如三踝骨折，就是先整复内外踝，然后再整复后踝的。也有的骨折是先固定再整复，这样先后交替的操作方法，可以把整复与固定密切结合起来。

骨折整复越早越好，时间越早越容易获得一次正确对位。

对某些病人，应根据其年龄，职业及骨折部位的不同，至少须做到功能对位。

　　所谓功能对位：即骨折整复后，重叠移位旋转或成角等畸形基本得到矫正，肢体力线正常，长短相等，骨折愈合后肢体功能可满足病人在生产和生活上的需要。如老年骨折病人，虽然对位稍差或有轻微畸形，只要关节不受影响，生活能够自理，疗效就属满意。

　　骨折多由外伤造成，除个别情况外，患者身体在伤前是健康的。因此，不能把骨折患者视作病人，应积极创造条件，让其尽快恢复，接近过正常人的生活。

　　骨组织有强大的自我再生能力及塑型能力、改造能力和愈合能力。治疗骨折应该为患者创造有利条件，而不是伤上加伤，干扰和破坏骨组织的自身修复能力和赖以生存的血液供应。

　　我们主张在周密的调查研究基础上，肉眼直视下徒手整复。依靠手指的感觉，骨折端的骨擦音，在助手的协助操作下，骨折常可获得一次整复。

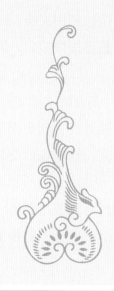

第三节　创新的骨折整复手法

清代名医吴谦《医宗金鉴》云：手法者，诚正骨之首务哉。观其体相，识其部位，一旦临症，机触于外，巧生于内，手随心转，法从手出，以手摸情，自悉其性，法之所施，不知其苦，堪称手法也。

骨折整复方案：骨折整复是集体的协调操作，往往在瞬间完成。因此，整复前必须制定一个较成熟的整复方案：①明确受伤史和骨折移位情况。②选择适应证。③确定复位者和助手。④选用适当麻醉。⑤确定整复步骤和方法。⑥挑选好固定用具。

手法运用，要求：稳、准、轻、巧有条不紊，切忌粗暴。

骨折整复，必须遵循："手法者，诚正骨之首务"和"法之所施，不知其苦"的古训。力争在早期少损伤或不损伤，更不能加重损伤的前提下，以灵活轻巧、熟练准确的一次性手法整复复位成功。

医者在临床中，务必选择好病种病例，掌握好适应证，当手术者则手术，中医手法整复能治疗的骨折，千万不要以经济利益为重，滥用手术。因为这会给伤患者带来不必要的身心痛苦和经济负担。

唐·蔺道人《仙授理伤续断秘方》总结过正骨五法，清吴谦《医宗金鉴·正骨心法要旨》有：摸、接、端、提、按、摩、推、拿正骨八法。通过多年实践，我国著名的中西医结合治疗骨折的鼻祖尚天裕老师，结合现代医学发展，总结的正骨十法。

1. 手摸心会

这是古人诊治骨折的重要手段，在有 X 线的条件下，仍然是整复骨折的基本手法。且贯穿于整复过程的始终，为施行手法前的首要步骤。在麻醉生效后，先用手能摸骨折部位，先轻后重，由浅及深，由远至近，两端相对，仔细摸清肢体骨折移位的方位，在术者头脑中构成骨折移位的立体影像。

2. 拔伸牵引

主要克服肌肉抗力，矫正重叠移位，恢复肢体长度。按照欲合先离，离而复合的原则，先保持伤肢原始姿态，由远近骨折段作对抗牵引，把移位于骨折部软组织内的骨折断端，慢慢地拔伸出来，再按照整复步骤改变肢体方位，沿着肢体纵轴对抗牵引，矫正重叠移位。若仍有重叠，可用折顶手法加以矫正。这样在复位后骨折断端紧密衔接，保持骨端稳定。若在复位过程中感到牵引力已足够，但重叠移位矫正后又出现侧方移位，多为牵引过度所致，应放松牵引，重新整复。对于肱骨干骨折尤其是粉碎型的很容易过牵，要注意防止。

3. 旋转回绕

主要矫正骨折断端间的旋转及背向移位。旋转手法施用于牵引过程中，以远段对近段使骨干轴线相应对位，旋转畸形即自行矫正，回绕手法多用于骨折断端之间有软组织嵌入的股骨干或肱骨干骨折，或背对背移位的斜面骨折。应先加重牵引，使骨折段分开，嵌入的软组织常可自行解脱，然后放松牵引，术者两手分别握住远近骨折段，按原来骨折移位方向逆行回绕，引导骨折断端相对。可从骨断端相互触碰音的有无和强弱来判断嵌入的软组织是否完全解脱。背对背移位的骨折以骨折移位的相反方向施行回绕手法。回绕时，必须谨慎，避免损伤血管神经，如有软组织阻挡感时，即应改变回绕手法的方向，常可使背对背的骨折断端变成面对面。

4. 屈伸收展

主要矫正骨折断端间成角畸形。靠近关节附近的骨折容易发生成角畸形。这是因为短小的近关节侧的骨折段受单一方向的肌肉牵拉过紧所致。此类骨折单靠牵引不但不能矫正畸形，甚至牵引越重，成角越大。对单轴性关节（肘、膝）附近的骨折，只有将远侧骨折段，连同与之形成一个整体的关节远端肢体共同牵向近侧。骨折段所指的方向，成角才能矫正。如伸直型肱骨髁上骨折，需要在牵引下屈曲，而屈曲型则需要牵引下伸直，伸直型股骨髁上骨折可以利用胫骨结节穿针做膝关节屈曲牵引。而屈曲型则需要在股骨髁上穿针做膝关节伸直牵引。骨折方能对位。对多轴性关节（如肩、髋关节）附近的骨折。一般有三个平面上的移位（水平面、矢状面、冠状面），复位时要改变几个方向。才能将骨折整复。如内收型肱骨外科颈骨折，病人在仰卧位，牵引方向是先内收后外展，再前屈上举过顶，最后内旋叩紧骨折断端，然后慢慢放下患肢，才能矫正其嵌插、重叠，旋转移位，以及向内、外、前的成角畸形。

5. 成角折顶

肌肉发达的横断或锯齿型骨折患者，单靠牵引力不能完全矫正其重叠移位。可改用折顶手法，这是一种比较有力的手法。折顶时，术者两手拇指抵压于突出的骨折一端，其他四指重叠环抱于下陷的骨折另一端，两手拇指用力向下挤按突出的骨折端，加大骨折端原有成角。依靠拇指感觉，估计骨折远近段断端的骨皮质已经对顶相接，然后骤然反折。此时环抱于骨折另一端的四指将下陷的骨折端持续向上提，而拇指仍然用力将突出骨折端继续向下按，在拇指与其他四指之间形成一种捻搓力（剪力）。用力大小以原来重叠移位多少而定，用力方向可正可斜。单纯前后方重叠移位者，可正向折顶，同时还有侧移位者可斜向折顶。通过这一手法可使重叠移位，侧移位一起矫正前臂中下 1/3 骨折，一般多采用分骨折顶手法可得到一次性成功复位。

6. 端挤提按

对于侧方移位，可用拇指直接用力，作用于骨折断端迫使就位。以人体中轴来讲，内、外侧移位（即左、右移位）用端挤手法。前后移位（即上下移位）用提按手法。操作时，用一手固定骨折近端，另一手握住骨折远端，或外端内挤，或上提下按，部位要明确，用力要适当，方向要准，着力要稳。

7. 夹挤分骨

凡是两骨并列部位的骨折，如桡尺骨、胫腓骨等骨折段因骨间膜的收缩而相互靠拢。整复时，应以两拇指及食中环三指，由骨折部的掌背侧夹挤骨间隙，将靠拢的骨折断端分开，远近骨折段各自稳定，并列双骨折就像单骨折一样得到整复。但桡尺骨上 1/3 骨折，因骨间隙窄，肌肉层厚，上折段短，

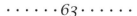

有时整复困难，可用综合手法。把牵引、分骨、端挤、旋转综合起来成为一个连续的动作，一气呵成。就是在分骨的基础上，术者两手分别握住桡骨上下骨折段，端挤使之靠拢。然后让助手将前臂远端置于相应的旋后位牵引，并做小幅度地来回旋转活动。待重叠矫正后，横断的桡骨即可整复，斜形的尺骨随之复位。两骨恢复了等长，如还有些侧移位，用端挤提按手法，再加以矫正。

8. 摇摆触碰

经过以上手法，一般骨折即可基本整复。但横断或锯齿型骨折断端之间可能仍有裂隙，使用摇摆触碰手法可使骨折面紧密接触，医生可用两手固定骨折部，助手在维持牵引下，稍左右或上下摇摆骨折远端，待骨擦音变小到消失后，骨折面即紧密吻合。横断骨折发生在骨骺端松坚质骨交界处时，骨折整复固定后，可用一手固定骨折端的夹板，另一手掌轻轻叩击骨折远端，使骨折断面紧密嵌插，整复更加稳定。

9. 对扣捏合

适用于分离性或粉碎性骨折。用两手指交叉合抱骨折部，双手掌对向扣挤把分离的骨块挤紧，挤平顺。对粉碎骨块可用拇指与其他四指对向捏合。对踝部、肱骨髁间骨折，扣挤时可稍用力。而对粉碎性骨折捏合力不可过大，要保护仍然相连系的骨膜，否则会使碎块游离，影响愈合。

10. 按摩推拿

主要是调整骨折周围软组织，使扭转曲折的肌肉，肌腱等软组织舒展。尤其对关节附近的骨折更为重要，还可起到散瘀舒筋的效果。操作时要轻柔按肌肉，肌腱走行方向，由上而下，顺骨捋筋。

第四节　创新的骨折固定原则

1. 概述

为了维持骨折整复后的位置就必须固定。但固定势必限制肢体活动。而活动又是保持肢体功能，促进血液循环，增强物质代谢，加速骨折愈合的重要因素。然而活动也会影响固定。为解决这一矛盾，中西医结合对固定方法，按照肢体的力学原理，合理地将固定与运动有机地结合在一起，按照每一种骨折的特点，形成一种能动的固定方法。

对骨折整复后的固定，我们重新认识骨折后的病理生理变化，按照肢体运动的力学原理，做到既合理又有效的固定，既固定又运动有机地结合。

2. 局部外固定

局部外固定的概念：是对外固定装置的杠杆，来对应患肢内部骨折再移位的杠杆，即可用方向相反、数值相等的外力来对抗骨折移位的倾向力。

局部外固定的原理：即以动制动，以力抗力，以外固定装置的杠杆，来对应肢体内部骨折端移位的杠杆。夹板捆在肢体外面，但其固定力则来自肢体内部，是外力通过内力而起作用的。

局部外固定后，将肢体置于相应位置，让病人有节制地进行活动。便可将因肢体重力和肌肉牵拉力造成骨折再移位的消极因素，转化为维持固定和矫正残余移位的积极因素。

局部外固定装置：既要保持整复后的骨折对位，又要为功能锻炼创造条件。

局部外固定装置的固定力，不能超出肢体正常的生理适应能力，应在维护其生理功能的基础上施用外固定。违反肢体生理功能，有损于软组织的强制固定应绝对避免。

骨折断端的绝对固定是难实现的，而且是有害的。在骨折愈合前，骨折断端的活动是绝对的，而固定是相对的，肢体是人体的运动器官，其生理功能就是活动。骨骼是人体的支架，活动中的杠杆，承受负重，接受应力是其生理性能。任何违反肢体生理功能和剥夺骨组织生理性能的措施都是有害的。

在骨折断端形成新的力学效应，保持了整复后的位置，又消除了应力遮挡作用。骨折愈合与功能恢复同时并进，这种相对稳定的骨折端一旦能担负起功能，就可取除外固定，排除了再骨折的可能。因此局部外固定为骨折愈合创造了良好条件，提供了相对稳定的力学环境，在这种状态下，骨折愈合的速度、质量均较内固定优越，是目前骨折固定的新动向。

3. 小夹板局部外固定

小夹板局部外固定：是一个较好的固定方法，它既能起到骨折整复后的固定作用，又不妨碍肢体的功能活动，既符合运动学的力学原理，又能适应肢体的生理要求。

小夹板局部外固定是通过夹板对骨折断端的约束力、压垫对骨折断端的效应力、充分利用肢体收缩时的内在动力，使骨折的不平衡得到恢复。

骨折多由外伤造成，除个别情况外，患者身体在伤前是健康的，因此，不能把骨折患者单纯的视作病人，应积极为他们创造条件，让他们尽快恢复，过正常人的生活。

小夹板局部外固定疗法治疗骨折，只要约束力适中，就能保持骨折固定稳定，且不干扰断端所应承受的力学状态，并使断面获得有益于愈合的生理应力，为骨折修复创造了良好的力学环境。

小夹板局部外固定是一种能动的固定形式，通过夹板的约束力、压垫的效应力和内在动力，使骨折得到恢复。

（1）布带的松紧度：布带的约束力是局部外固定力的来源，捆扎的松紧度一定要合适。松则固定力不均，过紧则可引起肢体肿胀，压伤皮肤，甚则阻碍血流造成肢体坏死。

多大的松紧度才可达到固定目的而又不致压伤皮肤，造成肢体远端的严重肿胀呢？我们的经验是：布带上下能滑动 1 厘米左右的松紧度，是临床上检查布带松紧度合适的标准。

（2）约束力的作用：约束力平均分布于伤肢各部，使木板与肢体表面紧密相贴起到固定作用。但此约束力还不足以防止骨折再移位。必须根据骨折部的解剖特点和移位的程度与倾向，使用压垫来增强骨折有再移位倾向部位的固定力，才能使骨折稳定。因此，可以把压垫的固定力称作效应力。

（3）效应力：是利用三点挤压的杠杆原理，以压垫为着力点，通过压垫的直接压力作用于骨折局部。

效应力的强度与压垫的厚薄、大小有直接关系。使用时，应按骨折再移位的倾向力而定，厚薄要适宜，为保护压垫的压力平衡，压垫的形状必须与形体相吻合。放置位置一定要准确。

（4）内在动力：布带捆扎后，对夹板的约束力和压垫对骨折端的效应力，只能维持骨折对位，如果要进一步矫正整复后残留的侧移位或成角畸形，达到逐渐的慢性复位的作用，还必须依靠肌肉收缩活动时所产生的内在动力。

小夹板局部外固定的适用范围：适用于一般骨干骨折。如肱骨、桡尺骨、胫腓骨及桡骨下端骨折等。对下面几种情况则不宜选用：如严重感染开放性骨折，某些难以整复的关节内骨折。如股骨颈骨折、严重分离的髌骨骨折、鹰嘴骨折、股骨髁间骨折、胫骨平台骨折等。

超关节夹板固定：适用于关节面完整的关节内骨折，接近关节的干骺端骨折。如肱骨外科颈、肱骨髁上、粗隆间、股骨髁上、胫骨上端及踝部骨折等。

夹板局部外固定或超关节夹板合并骨牵引：前者适用于骨折部软组织多、肌张力强的股骨干骨折及不稳定的螺旋、粉碎胫腓骨骨折。后者适用于关节面已遭到破坏的关节内骨折，如肱骨髁间及踝关节粉碎骨折。

外固定用具的性能必须有塑型性、韧性、弹性、吸附与通透性，质轻，不妨碍 X 线的通透等。

压垫应选择质地柔软，能维持一定形状，有一定支持力，能吸水，能散热，对皮肤无刺激的材料。如用毛头纸、脱脂棉制成。

压垫形状有平垫、塔形垫、梯形垫、高低垫、抱骨垫、葫芦垫、合骨垫、分骨垫等多种。

固定步骤：骨折整复后，在骨折部位外敷平整均匀，厚薄适宜的消肿膏。如留有空隙，可在此发生水泡，然后将选择好的压垫准确放置在肢体适当部位，用粘膏固定。按照各种骨折的具体要求依次放选好的夹板，由助手扶托固定，最后用四条布带捆绑夹板。先扎中间的两道，再扎远近端，捆绑时两手将布带对称平均用力，捆绑两圈，在夹板上打双结，注意检查，布带的松紧度。

第五节 科学的功能锻炼原则

功能锻炼是治疗骨折和软组织损伤的一项重要措施。必须把整复、固定和功能锻炼三个步骤密切地结合在一起。功能活动不仅是治疗骨折的目的，而且是保持骨折对位，促进骨折愈合及功能恢复的重要措施。

中西医结合疗法，采用局部外固定治疗骨折，在固定与活动相结合的原则下，固定是从肢体能活动的目标出发，而活动又以不影响骨折部的固定为限度。

坚强有效的固定是肢体能够活动的基础，而合理的活动是加强固定的必要条件。活动不但能保持骨折端在整复后的位置，同时对于骨折断端的残余成角及侧方移位，还可以在固定中逐渐得到矫正。因此，功能活动不仅是骨折治疗的目的，而且是骨折治疗的重要手段。从骨折整复固定后，即开始功能锻炼，并贯穿于整个治疗过程中。

功能锻炼必须以保持骨折对位，促进骨折愈合为前提。功能锻炼是一种有选择、有节制的活动，应按照骨折的具体情况加以分析。有利于骨折愈合的活动（如使骨折断端紧密相连，互相嵌插），应加以鼓励，对骨折愈合不利的活动（如使骨折断端旋转、成角、分离），须严加控制。

功能锻炼必须以恢复和增强肢体的固有生理功能为中心。下肢的固有生理功能为负重，因此下肢骨折在功能锻炼时，要做踝关节背伸，股四头肌收缩，其目的就在于早期准备恢复肢体负重能力。上肢固有生理功能为握拳拿物，因此上肢练功时，要紧握拳头，只有这样才能维持骨折断端稳定，恢复其固有生理功能。

功能锻炼应从整复固定后开始，贯穿全部治疗过程。按骨折的具体情况循序渐进，次数由少至多，动作由简到繁，用力由小到大，负重由轻到重，逐步发展，直到功能恢复。

功能锻炼既要在医务人员指导下进行,又要充分发挥患者的主观能动性。医患密切配合,使患者掌握正确的练功术式,就会取得骨折愈合与功能恢复同时并进的效果。

功能锻炼能促进血液循环,加速新陈代谢,促使瘀血消散,促进骨痂生长,预防关节僵硬,避免韧带粘连,使骨折和功能尽快恢复。因此,我们在治疗骨折的整个过程中,医患必须协作。在医护人员的正确指导下,科学地、积极地、适当地、主被动地、全身与局部地、循序渐进地功能锻炼。把功能锻炼贯穿在整个骨折治疗过程的始终。

关节活动是评定骨折治疗效果的一个主要标准,也是促使骨折愈合的有力措施。关节功能发生障碍,都是在骨折治疗中造成的,多是关节长期被固定的结果。因此,自主活动,是最好的主要练功形式。

中医骨伤科除重视骨折的整复、固定和功能锻炼外,同时还重视从整体出发,通过四诊八纲,综合全身及局部症状,辨证论治,内外用药,以促进肿胀消退,气血流通,代谢增强,加快软组织修复,对骨折愈合及功能恢复,具有突出的效果。

功能锻炼第一阶段:伤后1~2周,局部疼痛,肢端肿胀,骨折断端不稳定,开放的软组织损伤需要修复。练功的主要目的:促进肿胀消退,防止肌肉萎缩,预防关节粘连。练功的主要形式是肌肉收缩锻炼,具体方式依上下肢而异。

上肢有握拳,吊臂,提肩等。而握拳是上肢活动的基本动作,握拳时一定要用力使手指能完全伸直和屈曲。只有紧紧握拳,上肢肌肉才能用力,骨折断端即可相对稳定,也才能做吊臂、提肩等动作。如桡骨下端,肱骨髁上,肱骨外科颈骨折等,骨折稳定者也可做一定范围的关节伸屈活动。

下肢有踝关节的背伸,股四头肌收缩锻炼,使整个下肢肌肉用力,而后放松。除足踝部骨折可做患肢抬高活动外,经过整复的胫腓骨、股骨干骨折,只能在枕垫及支架上作肌肉收缩活动。

第二阶段:伤后3~4周。这时局部疼痛消失,肿胀消退,一般性软组织已修复,骨折断端也初步稳定,有了纤维组织粘连,骨痂也开始出现。除继续更有力地肌肉收缩锻炼外，只要病人肌肉有力，骨折部不疼，上肢病人握紧拳头，即可做一些自动性关节伸屈活动。先由单一关节开始，而后发展到多关节协同锻炼，下肢病人在踝关节背伸或患肢活动时，足不发颤，就可开始扶拐步行。牵引病人可通过全身自动活动，来带动患肢的关节活动。

第三阶段：伤后 5 ~ 7 周。局部软组织已恢复正常，肌肉坚强有力，骨痂接近成熟，骨折断端已相当稳定。可在夹板保护下，增加练功的次数及范围不致发生骨折移位。除不利于骨折愈合，某一方向如关节活动的需要限制外，其他方向的关节活动在病人力所能及的情况下，活动的次数及范围都可以加大。合并牵引的病人，解除牵引后，扶拐负重，直至临床愈合，解除外固定为止。

第四阶段；伤后 7 ~ 10 周。骨折已达临床愈合标准，除少数特殊情况外，外固定都已解除。在固定期间所控制的某一方不利活动。也应开始锻炼恢复其功能，功能活动恢复后，即可做些力所能及的工作，在工作中局部功能将得到全面锻炼。

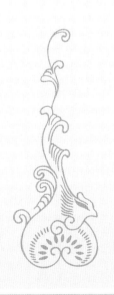

第六节　全身各部练功方法

◨ 颈项部练功法

◆ 颈项争力：两足分开，与肩同宽，双手叉腰，抬头望天，然后低头看地，下颌触及胸骨，上身腰部不动，抬头时吸气，低头时呼气，呼吸自然，并逐渐加深，上下各 10 次。

◆ 侧头导引：两足分开，与肩同宽，两手抱于胸前，头向左右尽量作侧屈活动，侧屈时头须端正不可偏前偏后，左右各 10 次。

◆ 前伸探海：两足分开，与肩同宽，双手叉腰，头颈前伸，并分别侧转向左右，前下方，眼看前下方，像海底窥探一样，转动时吸气，还原时呼气，左右各 10 次。

◆ 回头望月：两足分开，与肩同宽，双手叉腰，头颈向左右后上方尽力转，眼看左右上方，像天空看望月亮一样，转动时吸气，还原时呼气，左右各 10 次。

◆ 金狮摇头：两足分开，与肩同宽，双手叉腰，头颈先向左环转 1 周，再向右环转 1 周，左右各 5 次，可增强颈项部肌肉力量，促使颈部经气运行，活血通络，适用于落枕、颈椎病和颈部软组织损伤。

◨ 腰背部练功法

◆ 按摩腰眼：坐位或立位，两手掌对搓发热以后，紧按腰眼，用力向下按摩到尾骶部，然后再向上推回到背部，重复用按摩手法推 36 次。

◆ 风摆荷叶：两足开立，比肩稍宽，两手叉腰，拇指在前，腰部自右向前、左、后作回旋动作，再改为腰部自左向前，右后回旋，两腿始终伸直，膝部勿屈，上体伸直，两手轻托护腰部，回旋的圈子可逐渐增大。

◆ 双手攀足：两足分开，与肩同宽站立，两膝伸直，弯腰前俯，直时两手十指交叉相握，推掌至地，掌心贴地。

◆ 转腰推碑：两脚开立比肩稍宽，两肩下垂，向左转体，右手成立掌向正前方推出，手臂伸直与肩平，左手握拳抽至腰际抱肘，眼看左后方，向右转体，左手变立掌向正前方推出，右掌变拳抽回至腰部抱肘，眼看右后方，推掌的动作要缓慢，手腕稍用力，臂部不要僵硬，转体时头颈与腰部同时转动，两腿不动，推掌与握拳抽回腰间的两臂速度应该一致。

◆ 弓步插掌：两脚开立比肩稍宽，两肩下垂，右手伸向前方，右掌向右捋回腰际抱肘，左掌向正右方伸出（如用力插物状），身体向右转，成右弓步。左掌向左方平行捋回腰际抱肘，右掌向正左方伸出，身体向左转，成左弓部，眼看插出之手掌，手向外插出的动作可稍快。

◆ 凤凰顺翅：两脚开立，比肩稍宽，两手下垂，上身下俯，两膝稍屈，右手向右上方撩起，头也随转向左上，眼看右手。左手虚按右膝，上身仍下俯，两膝仍稍屈，左手向左上方撩起，头也随转向左上，眼看左手，右手下放虚按左膝，头部左或右转时吸气，转回正面时呼气，转动时用力要轻，手臂撩起时动作要慢，手按膝不要用力。

◆ 五点支撑仰卧位：双侧屈肘，屈髋屈膝，以头双足双肘五点作支撑，用力把腰拱起，反复多次。经过锻炼，腰部肌力增强，可把双上肢屈曲放于胸前，头及双足作三点支撑练习。

◆ 飞燕点水：俯卧位，两腿伸直，两手贴在身侧，依次作两腿同时过伸动作，两腿不动，上身躯体向后背伸，上身与两腿同时背伸。

以上各势，能加强腰背肌及腹部肌肉力量。对胸腰椎压缩骨折，腰椎间盘突出损伤，腰椎肥大，腰肌劳损等所致的腰痛有防治作用。同时能疏通腰部气血，改善腰部功能障碍。

▣ 肩肘部练功法

◆ 摘星换斗：左足在前，右足在后成"丁"字步，两膝伸直，左手握拳，屈左肘，将左拳置于腰后，右手高举过头，掌背朝天，五指自然微屈，肘略屈，目视右掌心。然后右手握掌置于腰后，左手高举过头，左右来回练习。

◆ 左右开弓：两脚开立与肩同宽，两掌横放目前，掌心向外，手指稍屈，肘斜向前，两掌同时向左右分开，手渐握成虚拳，两前臂逐渐与对面垂直，胸部尽量向外挺出。然后两拳放开，掌心向外，恢复预备姿势。拉开时两臂平行伸开，不宜下垂，肩部稍用力，动作应缓慢，逐渐向后拉，使胸挺出。

◆ 双手托天：两脚开立与肩同宽，两手放在腹前，手指交叉，掌心向上，反掌上举，掌心朝天，同时抬头眼看手指，反复练习。初起可由健肢用力帮助患臂向上举起。反掌上举起，高度逐渐增加。以患者不太疼痛为度。

◆ 蝎子爬墙：面对或侧身向着墙壁，两脚开立，患侧肘关节微屈，五指张开扶在墙上，患侧手部用力缓缓向上爬，使上肢尽量抬举或外展，然后再缓缓爬回原处，反复多次。

◆ 手拉滑车：坐或站立于滑车下，两手持绳之两端，以健肢用力牵拉带动患肢，来回拉动，幅度可逐渐增大。

◆ 弯肱拔刀：两脚开立，两臂下垂，右臂屈肘向上提起，掌心向前，提过头顶，然后向右下落，抱住颈项。左臂同时屈肘，牵心向后，自背后上提，手背贴于腰后，右掌自头顶由前下垂，右臂垂直后再屈肘，掌心向后，自背后上提于后腰部，左掌同时自背后下垂。左臂垂直后再屈肘由身前向上提起，掌心向外，提过头顶，左掌横于顶上，掌心向上。右臂上托时吸气，左臂上托时呼气，头随手背上托过顶时仰头向上看，足跟微提起。

◆ 体后拉肩：两足开立，健侧之手在身体背后，握住患手，由健手拉患侧手臂，一拉一推。反复进行，必须将患侧关节拉动。

◆ 屈肘挎篮：两脚开立，两手下垂，右手握拳，前臂向上，渐渐弯曲肘部，再逐渐伸直，左手握拳，渐渐弯曲肘部，再伸直。

◆ 旋肘拗腕：两脚开立，左手叉腰，右上肢屈肘上举，握拳做前臂旋前动作，随后渐渐旋后，上臂尽量不动，然后改右手叉腰，左手作同样动作。

以上各势，增强肩部及两臂肌肉力量，恢复肩关节的屈伸，外展和旋转功能，对肩颈部软组织损伤，肩关节周围炎，冈上肌腱炎或因上臂外伤而引起的功能障碍有辅助疗效，亦有助于恢复肘关节伸屈及前臂旋转功能。

▣ 腕手部练功法

◆ 抓空增力：即五指屈伸运动，先将五指伸展张开，然后用力屈曲握拳，反复多次。

◆ **上翘下钩**：将两手掌翘起成立掌的姿势，随后逐渐下垂成钩手，动作要缓慢有力。

◆ **手滚圆球**：手握两个圆球，手指活动，使圆球滚动或变换两球位置。

以上各势，能促进腕手部的血液循环，消除上肢远端的肿胀，并有助于恢复掌指关节的功能。

🔲 腿部练功法

◆ **罗汉伏虎**：两脚开立比肩齐宽，两手叉腰，四指在前，右腿屈曲下弯，左腿伸直，还原后改为左腿屈曲下弯，右腿伸直，练功时上体宜伸直，两眼平视前方，初练时不必过分下蹲。

◆ **白鹤转膝**：两脚正立，脚跟并拢，两膝并紧，身向前俯，双膝微屈。两手轻按于膝上，眼看前下方，两膝自左向后，右前作回旋动作。然后自右向后、左前回旋，每呼吸一次，膝部回旋一周。

◆ **弓步压腿**：左脚向前跨一步，右脚跟提起，前脚掌蹬地，成左弓箭步，挺胸双手扶左膝，臀部慢慢下沉，两手用力下压，再转身向后，换右脚向前，作法同上。

◆ **坠举千斤**：仰卧两腿伸直，伤肢作直腿抬高动作。抬举能达 90 度时，在踝部系沙袋进行直腿抬举。

◆ **蹬空增力**：仰卧两腿伸直，两手自然放置体侧，屈髋屈膝的同时，踝关节极度背伸，再向斜上方进行蹬踏，并使足尽量跖屈。

◆ **搓滚舒筋**：坐位患足踏在竹管或圆棒上，做前后滚动竹管动作，使膝踝关节作屈伸运动。

◆ **扶拐行走**：损伤早期扶双拐，患肢作不负重的行走练习，即患足着地，但不负重，逐渐加大患肢的负重量，患足在前，全足平踏地面，双拐在双足的前外方。

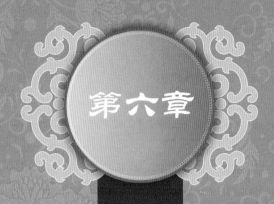

第六章

创新正骨术

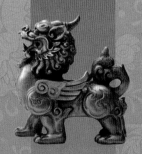

　　传统中医正骨术，是祖国中医药学的重要组成部分。我们要世代相传，发扬光大。当现代医学科学快速发展的今天，传统中医学面临着极大的生机和无限的挑战。为此，我们必须走现代化、科学化、中西医真正有机结合的创新发展道路。传统中医正骨术，必须迎着当今高科学、高技术、高速度、高水平的发展时代，勇于创新、不断创新、善于创新，把我们祖先数千年来极为丰富的宝贵经验发扬光大，为人类的健康事业做出更大的贡献。

· 第一节 创新正骨手法 ·

▣ 头面躯干骨折脱位正骨手法

1. 撬顶推压手法治疗鼻骨骨折

◎鼻骨概述

鼻骨，古称鼻梁骨。鼻道，古称中血堂（鼻内腔下脆骨空虚处，相当鼻隔犁骨，鼻甲筛骨等所组成鼻道之总称）。鼻骨鼻道从生理解剖上，属面颅骨范畴。是位居人体面部的至高峰。因此，当武术攻击，拳击冲撞等直接暴力的打击下，首当其冲的是鼻骨鼻道的同时受伤。约 90% 以上均为男性，且青壮年居多。

鼻骨骨折，从理论到临床均少有报道，治疗上亦无具体方法及成例可鉴。笔者在临床实践中，细心观察，构思摸索，总结整理了一套治疗方法。经对58 例的治疗观察。于 1998 年的《中国中医骨伤科杂志》第 6 卷第 1 期 42 页中有过临床报道。在继后的大量实践中，又经不断地总结提高，不断地创新发展，逐渐形成了疗效确切、简便、快捷、独具特色的撬顶推压正骨手法，棉垫固定方法和自拟的活血消瘀内服中药等的治疗方法。不但骨折愈合快，病人痛苦小，功能恢复好，而且花钱少，止血止痛快，有并发症和后遗症少的显著优点。

◎正骨手法

单侧骨折复位手法：以左侧为例，患者取仰卧位，助手甲双手掌指稳压住头部，助手乙稳压住患者躯干及下肢勿使动摇。术者左手拇食中三指稳压住患者鼻部，右手握住准备好的棉竹杆，将其尖端插进左侧鼻道塌陷的骨折部，轻轻用力，将塌陷破碎的骨折块向上撬顶，此时即可听到或触感到骨折块复位的声响。鼻部的塌陷偏歪明显矫正，随即将竹杆退出，手法复位方告

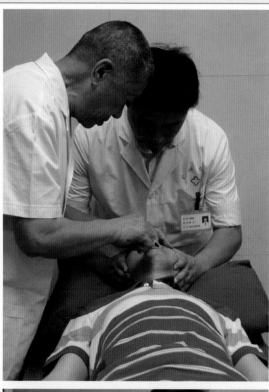

图 ❶

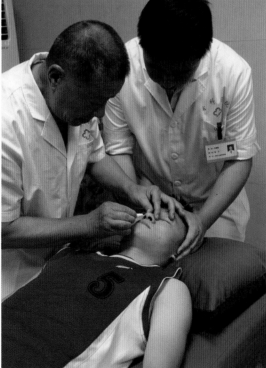

图 ❷

成功（图1）。

双侧骨折复位法：现以左侧塌陷，右侧凸起为例：术者一手用备好的棉竹杆尖端，插入鼻道骨折塌陷部，由轻至重用力向上撬顶，另一手拇、食、中指将凸起的骨折块向左侧轻轻推压，此时，左侧的塌陷、右侧的凸起及偏歪畸形明显矫正，手法复位即告成功。复位后，用备好的棉锥垫固定塌陷的一侧（图2）。

2. 鸭毛导入手法治疗老弱体虚或习惯性下颌关节脱位

◎下颌关节部概述

下颌关节脱位亦称颞颌关节脱位，俗称吊下巴。是人体头面部唯一能活动的关节。是临床中常见的脱位之一。本文讨论的是多发于老弱体虚及习惯的下颌关节脱位。下颌骨张嘴必脱，口涎滴滴痛难当，想吃饮食难进口，苦堪难言心发慌。因年老体衰，或久病体质虚弱，气血不足，肝肾亏损，血不荣筋，韧带松弛，面部咬肌和颞颌关节面极度松弛。故一不小心打个喷嚏，下颌关节就脱了。正如以上所述的痛苦难当，心急发慌的状态。如术者手法掌握熟练，也就很顺利轻巧的整复复位。如手法不当，双手拇指在患者口腔里，整得牙齿牙床满口出血，关节还复不了位，可就给患者带来莫大的痛苦。笔者于1980年在成都体育学院进修学习时，深得老师郑怀贤教授的真传口授，并当场手把手地实践操作，领其真知。日后数十年的临床工作中，屡用屡效，实为灵验。

◎正骨手法

手法整复时，患者取端坐位，术者位于患者右侧，左手掌指稳住患者头枕部，稍向后仰。右手拇、食、中三指拿住鸭毛头，慢慢将鸭毛头导入患者鼻道，关键是鸭毛尖端必须导入至鼻道深部，刺激鼻黏膜处（图3）。此时，患者张开大嘴，大打喷嚏一声，下颌关节就即刻复位。正骨手法即告成功。嘱患者闭合口腔，暂不张嘴大笑和用嘴吃东西，休息调理即愈。

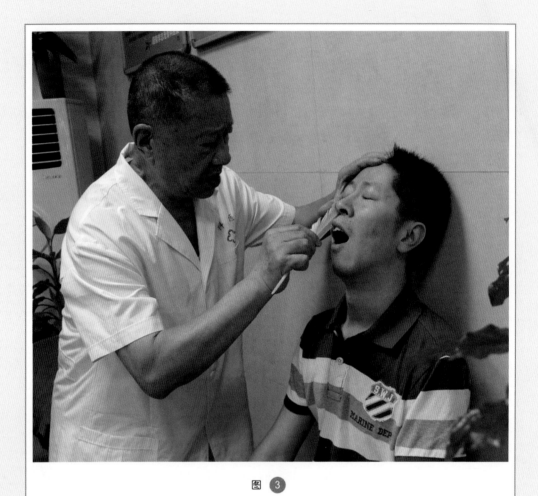

图 ③

3. 端提按挂手法治疗颞颌关节脱位

◎颞颌部概述

颞颌关节由下颌骨的一对髁上突和颞骨的一对颞颌关节窝构成。关节周围有关节囊包绕，囊的侧壁为韧带所加强，但前壁较松弛薄弱，没有韧带加强。张口时，髁状突向前滑至关节结节之上，为唯一不稳定的位置。当过度张口、拔牙或遭受侧方暴力打击和向齿间咬硬物等，则可发生一侧或双侧的颞颌关节脱位。

◎正骨手法

双手8指端下颌，两拇指进口按牙排。病人必须打矮坐，用力推送复原来。

术前双手拇指用纱布绕3层，以防颞颌关节复位时，上下牙排合拢后咬伤指头。手法整复时，患者正端矮坐位，头身后背靠墙壁。术者双手8指端住下颌骨体，两手拇指伸进口腔分别按住左右后牙排（图4）。根据脱位的不同方向，左脱向右，右脱向左，全下脱向中的8指向上端提，双手拇指力度适当地按压后牙排的同时，8指协调地将下颌骨进行不同方位的向上挂送，此时听到滑入关节的声响，手法整复即告成功。术者速将双拇指向两旁滑开，随即从口腔内退出，嘱患者短期内勿咬硬物，使关节囊得到良好的修复。防止再脱位。

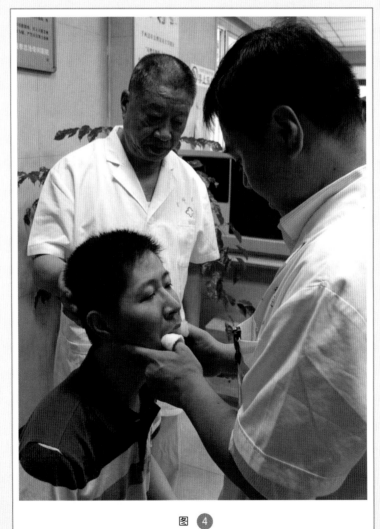

图

4. 端提旋转手法治疗痹症型颈椎病

◎颈部概述

由于颈项部日常活动频繁，因而中年以后，颈部常发生劳损，包括颈椎骨质增生，颈项韧带钙化，颈椎间盘萎缩退化等改变。当此类劳损性改变影响到颈部神经根，或颈部脊髓，或颈部主要血管时，即发生痹痛型、瘫痪型、眩晕型等病症，临床上统称为颈椎病。

本文所介绍其中最为多见的痹痛型，它是以肩臂疼、痛、酸、胀、麻木为主要症状的一组症候群，是一种常见病。在多年大量的临床实践中，总结创新了一组端提旋转手法为主，术前术后再配合以抚摩揉捏法，点压舒理法，叩击抖动等手法的灵活运用。不但临床效果好，缓解症状快，病人痛苦少，既经济又简便，而且安全可靠。无任何副作用。

◎正骨手法

患者取端坐位，闭目闭嘴，全身放松。助手用右手全掌或大小鱼际在患者颈肩背部作大面积由轻到重，来回圆形或螺旋形的反复交替抚摩揉捏手法5分钟后。继用双手手掌，自然伸开，四指并拢，拇指外展，手成钳形，五指齐用力做不移动的直线或螺旋形的反复揉捏颈肩背部5分钟，使浅部的皮下肌肉肌腱和深层的血管、神经、关节、韧带的郁积粘连得以有效的松解。此时，术者位于患者右侧位，左手掌指横抱患者后枕部，右手掌指抱患者下颌部，双手缓缓用力向上交替端提5分钟（图5）。术者双手掌部仍维持向上端提力度的同时，用右手向前旋转，左手向后旋转的手法持续3分钟。又以右手向后旋转，左手向前旋转持续3分钟后（图6），手法即告成功。助手再以点压舒理手法，用拇指尖腹在患部双侧风池、风府、翳风、天柱、大杼、肩井等穴位上及压痛点，进行点压刺激。接下来在颈项部缘枕后督脉（即颈椎棘突）和太阳膀胱经（即颈椎横突），由上而下，由轻到重的舒理后，再以叩击手法和大面积的抚摩手法结束治疗。嘱患者闭上双目。气向下沉，从头到足排除病气六口即停。每日手法一次，七日为一疗程。

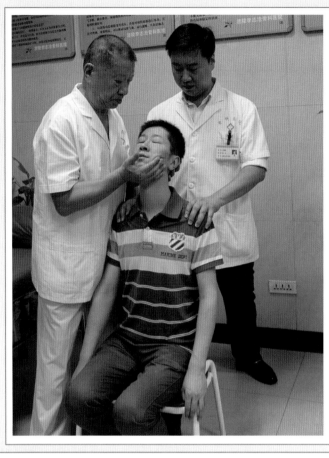

图 5

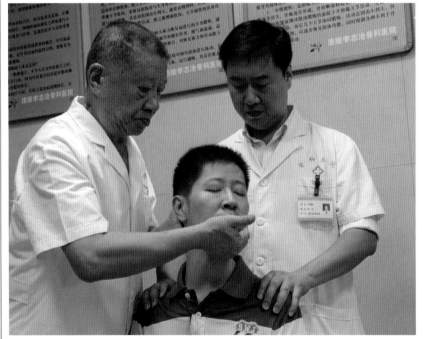

图 6

5. 咳嗽负压，端提旋挤手法治疗肋骨骨折

◎肋部概述

肋骨古称胸肋、胁肋。肋骨共有 12 对，左右对称，连接胸椎和胸骨而组成胸廓，对胸部脏器起着保护作用。肋骨靠肋软骨与胸骨相连，肋软骨俗称"软肋"，具有缓冲外力作用。肋骨骨折多发生于第 4 ～ 7 肋。因第 1 ～ 3 肋骨较短，且受锁骨和肩胛骨保护；自第 7 肋以下肋软骨，不连于胸骨而连于上一肋软骨，故弹性较大；第 11 ～ 12 肋骨是浮肋，较为避御暴力，故上述肋骨骨折较少见。本文讨论的是当伤者因跌扑损伤或车祸撞击等直接暴力所致的前、后、胸、胁、肋部单处或多处肋骨骨折（排除血胸、气胸及各种内脏损伤）的手法治疗。

◎正骨手法

患者端坐，嘱其两手掌十指交叉横抱后脑部。助手甲位于患者背后，两手掌指横向穿至前胸十指交叉，用力将上身端提。助手乙双手用力稳压住伤者膝关节和大腿部，与助手甲形成反向用力端提下压牵引（图 7）。术者以弓箭步姿势，或左或右（根据所伤部位而定）位于伤者一侧，双手掌指分开成抱球状，右手掌根压在骨折凸起部，左手配合横抱伤者胸廓。此时令患者忍受最大伤痛，用力咳嗽产生胸廓负压。术者即抓紧咳嗽胸廓鼓气的一瞬间，在左手掌指配合下，右手掌指用力旋挤骨折凸起部及整个胸廓（图 8），整复手法即告成功。用准备好的膏药贴敷。放置好棉垫及软夹板，绷带横向缠绕包扎固定好胸廓后，患者即感轻松。两日换敷膏药一次。鼓励患者站立缓缓走动。

6. 对抗拔拉过伸按压手法治疗脊椎压缩性屈曲型骨折脱位

◎脊柱概述

脊柱俗称脊梁骨，位于颈背腰臀部的正中，由 33 节椎骨组成，各节呈塔状紧密连结，构成躯干的中轴。脊柱是负重、运动、吸收震动及平衡肢体的重要结构，具有保护及支持内脏，脊髓等作用。脊柱骨折与脱位多因间接暴力所致，屈曲型较常见，占所有脊椎骨折脱位的 90% 以上。其中大部分发生在胸腰段。本文讨论的以纵向暴力所致的屈曲型、轻中度椎体压缩性骨

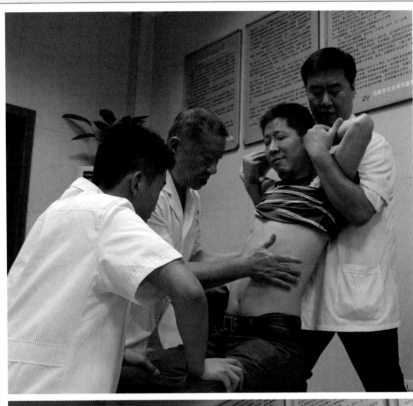

图 7

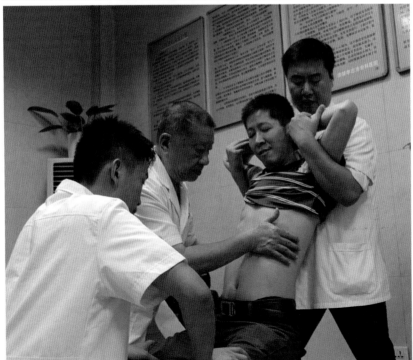
图 8

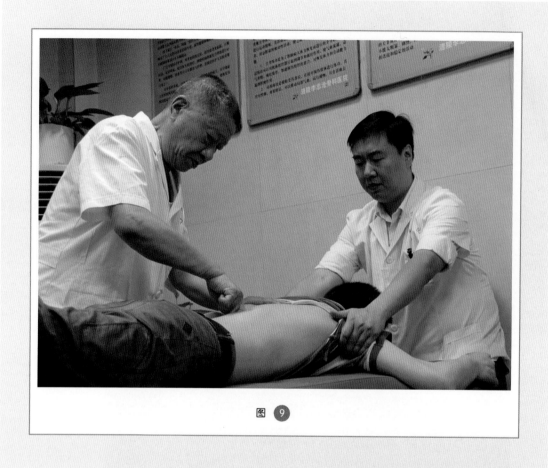

图 ⑨

折脱位，无脊髓神经损伤者的指针和适应证。作为基层医疗机构和全科医生，关键是做好脊柱骨折脱位的急救处理。对患者的预后有着重大关系，如搬运不当可加重脊柱和脊髓损伤造成不可挽回的严重后果。对于任何脊柱骨折脱位的可疑者，不得任意搬动。就地给予止痛剂及抗休克处理后，方可转送。在搬运过程中，应使脊柱保持伸直位置，避免屈曲和扭转，可采用二人或数人在患者一侧，动作一致地平托头、背、腰、臀、腿的平卧式搬运法，或用滚动的方法，将患者移至有厚垫的木板担架或硬板床上，使患者仰卧，转送专科医院检查处理。

◎正骨手法

手法整复时，患者俯卧位，助手甲位于头部，双手分别用力拔拉患者上臂。助手乙丙位于双脚，分别用力拔拉患者下肢，并过伸抬高至40度左

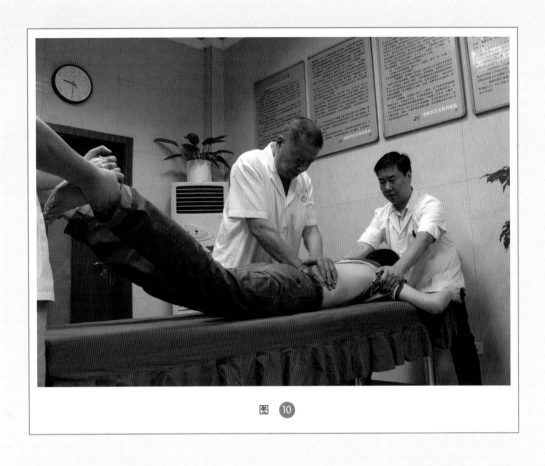

图 ⑩

右（图9）。在上下持续对抗拔拉的同时，术者位于患者左侧腰部，用右手拇指、食指第一指关节，沿骨折上端逐个椎旁向下按压舒理3～5次后，再用双手重叠的掌根压住向后凸出移位的骨折或脱位的椎体，逐渐用力向下按压（图10）。此时即可听到或触感到骨折脱位复位的声响，整复手法即告成功。用自制的膏药贴敷，棉垫，软夹板，合理有效地放置后，绷带横向缠绕包扎固定，两日换药一次，仰卧平睡在硬板床上。

7. 指头导入撬顶手法治疗尾椎骨折脱位

◎尾部概述

尾椎骨：古称尾闾骨，尾椎骨折脱位，临床虽不多见，但由于此部解剖生理的特殊，往往由于坐跌，纵向的暴力导致尾部骨折脱位者时有发生。

◎正骨手法

手法整复时，患者向前仆俯，双膝关节跪屈卧位，臀部肛门朝上，局部消毒后，术者位于臀部左侧，用带好手套蘸上凡士林的中指缓缓导入肛门（图11），将触感到尾椎下凹的骨折或脱位的骨块，向上用力撬顶，使之复位平整对合（图12）。手法整复即告成功。将指头退出后，用本院自制的接骨膏药贴敷，嘱患者不要坐顶尾部，平卧1～2周即愈。

8. 担顶牵引、按压舒理手法治疗胸腰椎伸直型脱位

◎胸腰部概述

《医宗金鉴·正骨心法要旨》说："背者，自后身大椎骨以下，腰以上之通称也。其骨一名脊骨，一名膂骨，俗称脊梁骨。"脊柱是负重、运动、

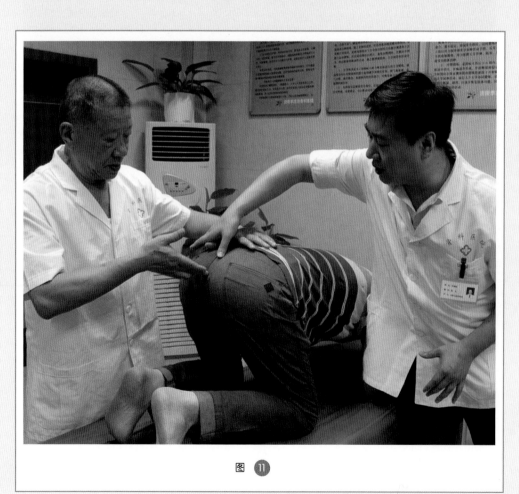

图 ⑪

吸收震荡及平衡肢体的重要结构，具有保护及支持内脏脊髓等作用。背膂骨今称胸椎，有十二节，腰骨今称腰椎，有五节。

若患者从高处仰面跌下，背部或腰部撞击在地面的木梁或其他坚硬物体上，使脊柱骤然过伸，可发生脊柱伸直型脱位，此类病例比较少见，但笔者在多年的临床中，亦偶有所诊。

◎**正骨手法**

术者左脚站立，右脚全掌踏在高约40厘米左右的坚稳物体上，使右下肢成屈髋屈膝90度的直角勿使动摇。嘱甲乙助手将伤者仆俯位抬至术者右大腿上后，并分别稳住头脚。形成术者大腿单顶，伤者头脚自动牵引之势（头手上身在左，下身双脚在右）。此时术者左手掌指按压住脊柱上端，右手掌

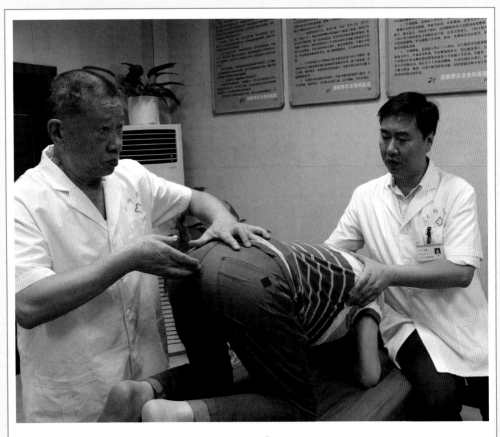

图 ⑫

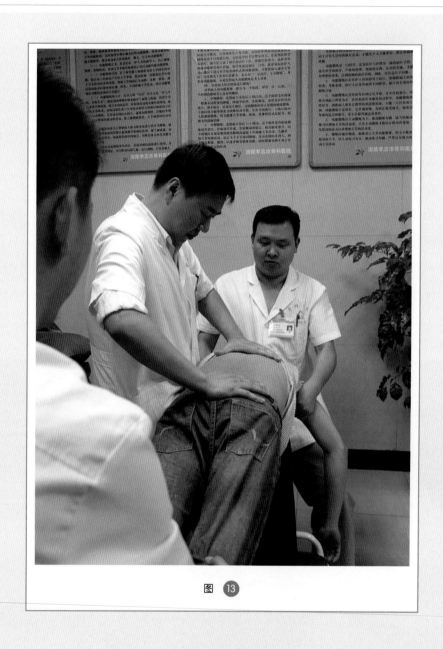

图 13

指按压脊柱下端，同时用力向下按压，使其脱位的椎体复位（图 13）。术者即用左手掌指抚住背部，右手拇腹和食指第一指间关节，沿脊柱上段的两旁，由上至下的手法舒理。使因椎体脱位时，给椎体的附件，脊上脊间和肌肉韧带的损伤，得以整复归位（图 14）。手法整复即告成功。用自制的膏药贴敷，合理有效地放置好压垫和软夹板，绷带横向缠绕包扎，仰卧位在硬板床上休息调整。

9. 过伸牵抖，斜搬手法治疗腰椎间盘突出症

◎ **腰椎间盘概述**

椎间盘由纤维环、髓核、软骨板三个部分组成。构成脊椎骨的负重关节，为脊柱活动的枢纽，有稳定脊柱和缓冲震荡等作用。随着年龄的增长以及不断遭受挤压、牵拉和扭转等外力作用。使椎间盘逐渐发生退化，髓核含水量逐渐减少，继之使椎间隙变窄，周围韧带松弛，或产生裂隙，这是造成腰椎间盘突出症的内因。在外力的作用下，如弯腰提取重物时，椎间盘后部压力增加，容易发生纤维环破裂和髓核向后外侧突出。亦有患者感受风寒湿邪的侵袭，引起肌肉张力增高，导致椎间盘内压升高，而促使已有退行性病变的椎间盘突出，《诸病源候论》说："肾气不足，受风邪之所为也，劳伤则肾虚，虚则受于风冷，风冷与正气交争。故腰脚痛。"可见外伤及风寒湿邪是导致椎间盘突出的外因。腰椎间盘突出症之所以易于发生在腰部，是由于腰椎的负重量及活动度较胸椎为大，尤其以腰4至腰5及腰5骶1之间，是全身应力的中点，负重及活动度更大，故最易引起腰椎间盘突出症。

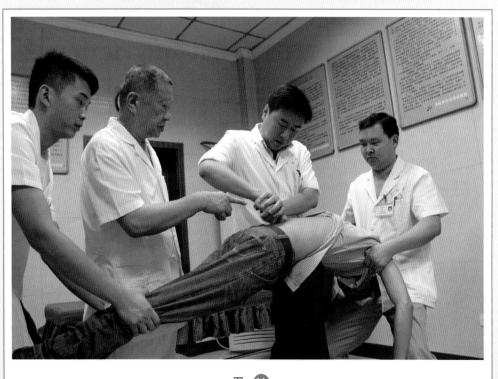

图 14

◎正骨手法

患者俯卧位，双手前伸，助手甲双手掌指分别牵拉住患者肩关节外侧缘。助手乙双手掌指紧握双足胫骨下端，并抬高下肢30度，缓缓用力牵抖3分钟后（图15）。嘱患者左侧卧位，右腿屈髋屈膝50度左右靠放在左腿上面。术者位于患者左侧，双手屈肘，左肘关节及前缘压住患者肩锁部前窝，右肘关节顶压患者右臀部，左肘向前，右肘向后的同时用力斜搬。接下来嘱患者右侧卧位，左腿屈髋屈膝50度左右，靠在右侧腿上，术者位于患者右侧，用右肘关节压住患者肩锁部前窝，左肘关节顶压患者左臀部，右肘向前，左肘向后的同时用力斜搬（图16）。通过左右的斜搬，促使脱出的椎间盘还纳归位。手法整复即告成功。让患者硬板床仰卧位，休息调理。

10. 旋转顶按手法治疗腰部伤筋

◎腰部伤筋概述

腰部伤筋，发病率较高，是伤科的常见病。腰部是脊柱负重量较大，活动又较灵活的部位，支持人体上半身的重量。能作前屈背伸侧屈旋转等各个方向的活动。它在身体各部运动起枢纽作用，成为日常生活和劳动运动中活动量最多的部位之一。因此，腰部的肌肉，筋膜，韧带，小关节突，椎间盘等易于受损，产生一系列腰部伤筋的症状。

◎正骨手法

患者端坐位，两足分开，屈髋屈膝屈踝各90度，闭嘴闭目，现以右侧患部为例，助手位于患者前方，双手掌指分别稳压住双膝关节勿使动摇。术者位于患者背侧，成弓箭跨步之势，用左手拇指腹顶按住病变部位向前推压（图17），右手横穿患者右上肢前，并将颈部横抱，用力使患者头及上半身作圆圈式的旋转。连续顶压旋转5～6次即停。手法方告成功。

11. 背抖手法治疗腰椎滑脱及小关节紊乱

◎腰椎概述

《内经》指出："腰为肾之府"。同时认为腰痛的原因，是外伤的劳损，外感风寒湿邪，并与脏腑经络有密切关系。《诸病源候论》说："夫劳伤之

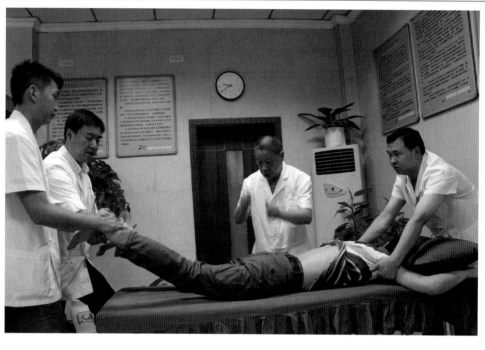

图 15

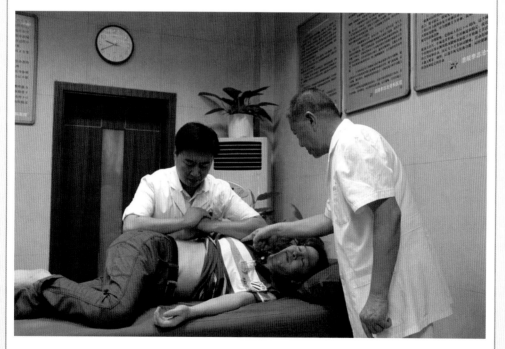

图 16

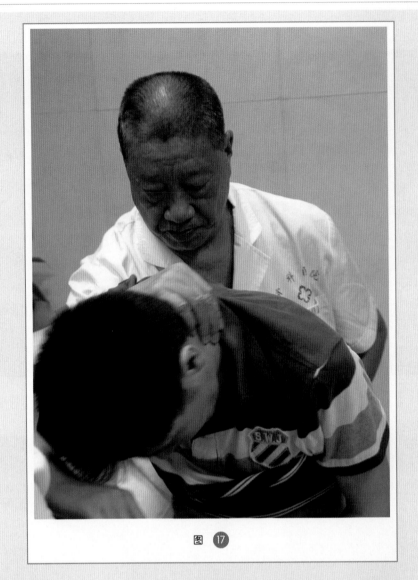

图 ⑰

人，肾气虚损，而肾主腰部，其经贯肾络脊，风邪乘虚，卒入肾经，然而腰痛。"说明腰部病变有多种病因，除可受不同程度外力引起，并与肾虚，外感风寒湿邪也有密切关系。

◎**正骨手法**

患者站高20厘米直立位，双手分别屈曲肘关节，术者与患者背靠背站立，双手屈肘反向与患者双上肢交叉用力紧紧靠拢。此时术者弯腰约30～40度，反背患者双足离开地面。以腰骶臀部为着力点，将反背仰卧在术者背面患者的双下肢，向左向右的摇摆，迫使患者腰以下及双下肢自动牵引，持续2～3分钟后（图18）。双足跟离地，突然用力将背着的患者向下用力一抖。背

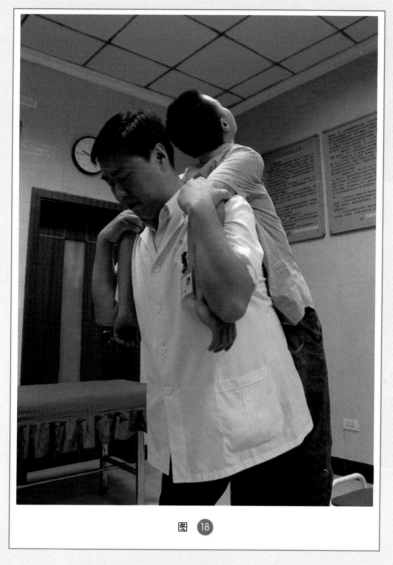

图 18

抖手法即告成功。患者立感轻松。用自制的膏药贴敷，嘱患者睡硬板床，休息调养而愈。

上肢骨折脱位正骨手法

12. 阔胸提肩按压手法治疗锁骨骨折

◎锁骨概述

锁骨是有两个弯曲的长骨，位置表浅，桥架于胸骨与肩峰之间，是肩胛骨带同上肢与躯干间的骨性联系。锁骨呈"S"型，内侧段前凸，且有胸锁

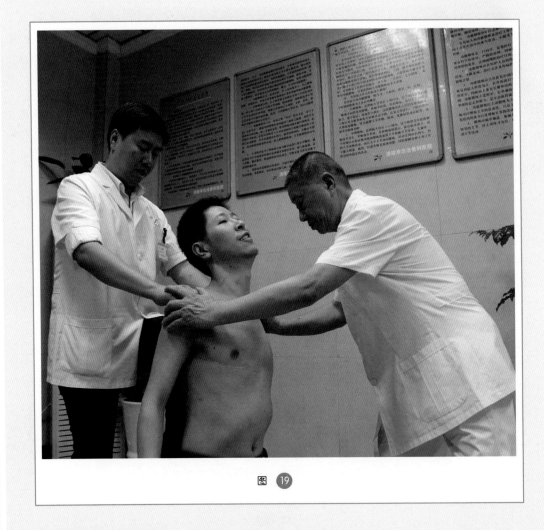

图 ⑲

乳突肌和胸大肌附着，外侧后凸，有三角肌和斜方肌附着。锁骨骨折，临床较为常见，多因肩部外侧或手掌先着地跌倒，外力经肩锁关节传到锁骨而发生。故《医宗金鉴·正骨心法要旨》说："击打损伤，或骑马乘车，因取物偏坠于地，断伤此骨。"

◎正骨手法

患者端坐，现以右侧为例，助手甲位于患者背侧，用膝关节顶压住患背，双手分别搭于双侧肩关节缓缓用力向后阔拉。助手乙位于患者右侧，用右手掌指抱住患肢肘关节向上向后提拉，充分利用上肢带提肩阔胸的牵拉力。把重叠移位的锁骨牵开（图19）。此时术者用双手拇食中三指在骨折的远近端，

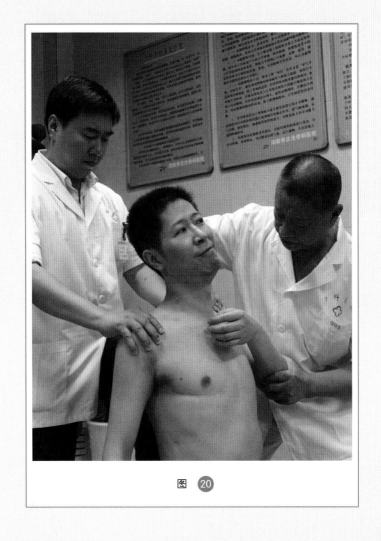

图 ⑳

施以按压，提拉的手法。使骨折两断端准确地对合（图20），手法整复方告成功。用自制的膏药贴敷，合理有效地放置好压垫和身制的葫芦型夹板，用胶布条粘贴固定后，再用绷带顺8字缠绕住锁骨，将患肢悬挂胸前。

13. 牵拉顶挂手法整复肩关节脱位

◎肩部概述

肩关节由肩胛骨的关节盂与肱骨头所构成。其解剖特点是：肱骨头大，呈半球型，关节盂小而浅，约为肱骨关节面的1/3，关节囊和韧带薄弱松弛，关节外的前下方缺少韧带和肌肉覆盖，其运动幅度最大，能使上臂前屈后伸上举，内收外展及内外旋。由于肩关节不稳定的结构和活动度大，因此它是临床中最常见的关节脱位之一。肩关节脱位以传达暴力和杠杆作用力，两种临床最为多见。肱骨头处异位呈弹性固定，关节盂空虚呈方肩畸形，局部肿痛，活动功能丧失。暴力较大者，使肩关节周围的软组织不同程度损伤，或合并肩胛盂边缘骨折、肱骨头骨折与肱骨大结节骨折等。其中以肱骨大结节骨折最为常见。有30%～40%患者合并有大结节撕脱骨折。

◎正骨手法

现以右侧为例，待麻醉后，患者端坐。助手甲位于患者左侧，双手掌指横抱腋下，稳住患者肩部勿使动摇。助手乙双手掌指一手握住肘关节，另一手握住腕关节，缓缓用力，顺势牵拉（图21）。术者以弓箭步位于患者右侧，双手8指伸向患肢腋下，横抱伤肢上端用力向外上拉的同时，双手拇指用力顶住关节盂。术者在拉顶的连贯动作下，促使移位的肱骨头，顺利地咕咚咚一声，复位到关节盂，手法整复即告成功。

此手法乃是笔者于1980年在成都体育学院进修时，老师郑怀贤教授的真传口授，并当场实践。手法的特点是：①在掌握好力度的前提下，顺势牵拉的同时，通过一个向外上拉顶挂的连贯过程，很轻巧地将肱骨头归于臼内。②在手法过程中，术者不加重损伤的情况下，使伤者在无任何痛苦之中即可顺利复位。③经日后大量的临床实践中，患者具有功能恢复快、后遗症少的优点。

14. 跟顶拔拉端挤手法治疗各型肱骨外科颈骨折

◎肱骨外科颈部概述

肱骨外科颈位于解剖颈下2～3厘米，相当于大小结节下缘与肱骨干的交界处，又为疏松骨质和致密骨质交界处，常易发生骨折，多因跌倒时手掌或肘部先着地，传达暴力所引起，若上臂在外展位则为外展型骨折，若上臂在内收位则为内收型骨折。临床中以老年人较多。

◎正骨手法

患者取仰卧位，以右侧为例，待麻醉后，助手甲用双手掌指稳压住头颈部勿使动摇。助手乙面对伤者侧坐在右下方，以右脚跟部顶压住伤者腋窝，右手握前臂中上段，左手握住腕关节，渐渐用力向下，持续对抗拔拉（图22）。术者双手8指端拉骨折远端，双拇指用力挤压骨折近端，根据骨折移

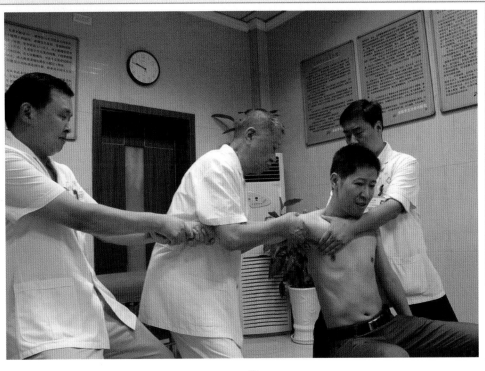

图

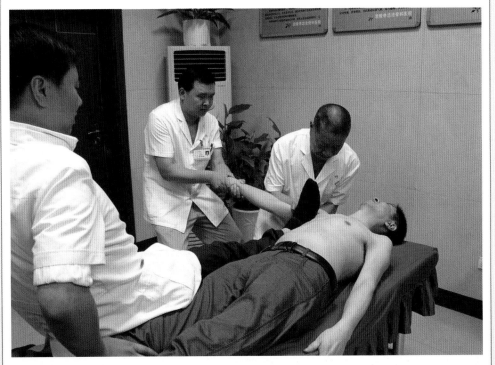

图

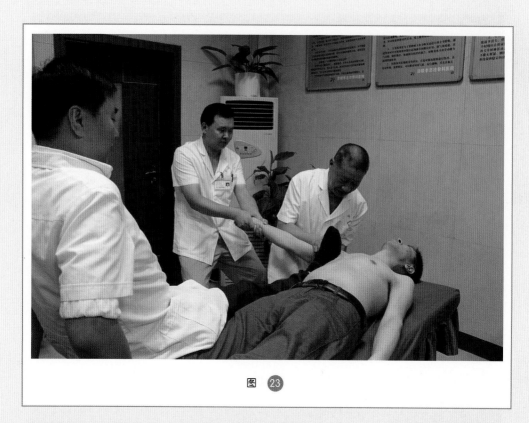

图 ㉓

位的不同方向作不同方向的拔拉端挤手法（图23），使骨折移位得以对合。整复手法即告成功。用自制超关节蘑菇头夹板包扎固定，将患肢悬挂胸前。

15. 顶折手法治疗陈旧性肱骨髁上伸直型骨折

◎肱骨髁上部概述

肱骨下端较扁薄，髁上部处于疏松骨质和致密骨质交界处，后有鹰嘴窝，前有冠状窝，两窝之间仅为一层极薄的骨片。两髁稍向前屈，并与肱骨纵轴形成向前 30～50 度的前倾角。前臂完全旋后时，上臂与前臂纵轴呈10～15 度外翻的携带角，骨折移位可使此角改变而呈肘内翻或肘外翻畸形。肱骨髁上骨折临床多见于儿童，并以伸直型骨折常见。本文讨论的是：此部骨折后，因失治误治，超过 2～3 周以上或 1 个月左右的陈旧性肱骨髁上伸直型骨折。

肱骨髁上骨折，属近关节面骨折，从解剖结构看，既复杂又薄弱，伤后易发生早期并发症和晚期后遗症。而失治误治两周以上，移位较大，畸形连接，功能丧失的陈旧性肱骨髁上伸直型骨折，临床治疗手法难度则更大。以往多主张开刀手术内固定治疗。认为手法再折整复会加重损伤，易导致骨化性肌炎，关节畸形等后遗症。笔者经反复的实践探索，不断地创新发展认为：肱骨髁上部既有它易折易损的解剖弱点，同时也为再折整复创造了有利条件。一月左右的陈旧性肱骨髁上骨折，断端虽已连接，骨痂有不同程度的生长，但连而未坚，长而脆弱，尚无坚强的骨性融合。笔者坚持突出中医特色，创新发挥正骨手法之长。以准确灵巧的再折整复手法，结合中医辨证用药，推拿按摩等治疗方法，不但大大减少了骨折的并发症和后遗症，而且具有骨折愈合快，功能恢复好，经济简便，后遗症少等显著优点。

◎**正骨手法**

以右侧为例，患者麻醉后取坐位，助手先在骨折部用二号药酒（自制的外用药酒）做大面积的涂擦、揉捏、按摩、舒筋、推拿，屈伸旋转等手法（图24）。使该部软组织、关节韧带的粘连、肌肉的挛缩得以充分的松解。

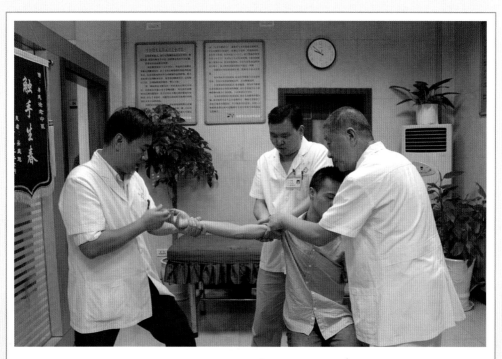

图

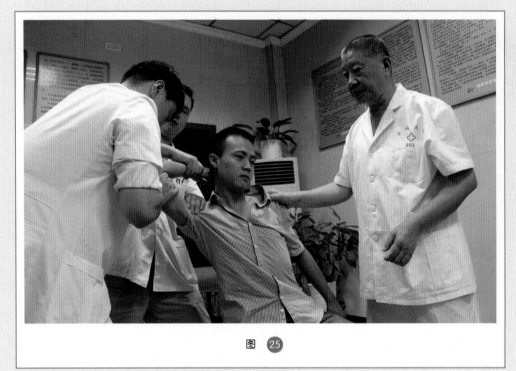

图 25

然后助手位于患者右侧，双手呈钳形，十指交叉重叠横握肱骨下 1/3 段，即骨折近端。术者位于患者前方，双手以同样姿势横握肘部骨折远端，作缓慢对抗牵引。在维持牵引下，术者食指部在骨折远端，助手食指在骨折近端协调一致用力上顶。同时两人双手拇指按在骨折远、近端由轻到重用力向下折。先侧方，后前后顶折，此时可感触和听到骨痂的撕脱和断离的声响（图 25），畸形连接的断端完全折断，顶折手法即告成功。然后按新鲜肱骨髁上伸直型骨折整复复位。用自制的肱骨髁上超关节小夹板固定包扎。

16. 单人推挤手法治疗肘关节后脱位

◎肘部概述

肘关节是由肱桡关节、肱尺关节和尺桡关节等三个关节所组成。这三个关节共包在一个关节囊内，有一个共同的关节腔，关节面的前后壁薄弱而松弛。但其两侧的纤维层则增厚，形成桡侧副韧带和尺侧副韧带，关节面纤维层的环行纤维形成一坚强的桡骨球韧带，包绕桡骨小头。肘关节从整体来说，以肱尺部为主，与肱桡部上尺桡部协调运动，使肘关节作屈伸动作。肘部的三点骨突标志是肱骨内、外上髁及尺骨鹰嘴突，伸肘时，这三点成一直线，

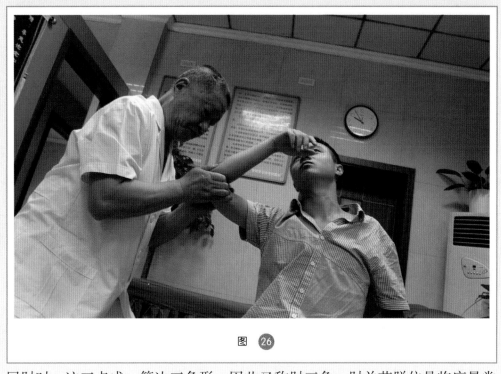

图 26

屈肘时，这三点成一等边三角形。因此又称肘三角，肘关节脱位是临床最常见的脱位之一，多发生于青壮年，以后脱位最为常见。

肘关节脱位，多因传达暴力或杠杆作用所造成。当跌扑时，肘关节伸直、前臂旋后位掌面触地，传达暴力使肘关节后伸，以致鹰嘴尖端急骤撞击肱骨下端的鹰嘴窝，在肱尺关节处形成杠杆作用，使止于鹰嘴上的肱前肌及肘关节点的前壁被撕裂，肱骨下端向前移位，尺骨鹰嘴和桡骨头同时滑向后方而形成肘关节后脱位。由于环状韧带和骨间膜将尺、桡骨比较牢固地束缚在一起，所以脱位时，尺、桡骨多同时向背侧移位。由于暴力作用不同，尺骨鹰嘴和桡骨头除向后移位外，脱位时还可以向桡侧和尺侧移位，形成肘关节侧方移位。

◎正骨手法

患者端坐，不需麻醉，现以右侧肘关节为例。让伤肢掌心向上，术者位于患肢前内方，双手 10 指横抱伤肢肘关节，两手拇指推顶住肱骨内髁向外，双手 8 指抱住尺骨鹰嘴向内推，通过术者 10 指推拉手法，肘关节的侧方移位得已纠正（图 26），此时，将伤者前臂腕掌部搭在术者右肩，掌心向上，术者以弓箭步跨矮之势，用双手 8 指横抱肱骨髁上前面向后压，双手拇指顶

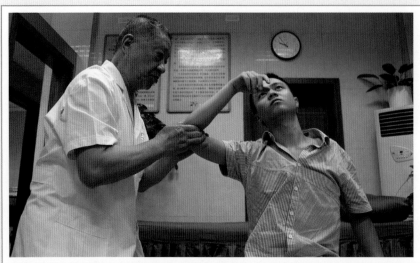

图 27

住尺骨鹰嘴向前向上推（图27），此时听到和触感到肘关节咕咚一声复位声响。肘关节的前后移位得已纠正。手法整复方告成功。用本院自制的消肿膏贴敷后，肘关节前放置一大圆垫，绷带顺8字包扎，屈肘90度悬挂胸前固定。

17.适度牵拉回折手法治疗儿童前臂双骨折

◎儿童前臂部概述

由于儿童时期骨质的有机物含量高，骨质的柔软度极大。当儿童跑跳跌扑时，手掌着地，地面手掌暴力传达致前臂时，儿童前臂极小的肌力和柔嫩的骨质，经身体重量的下压，暴力交集在薄弱的前臂，致使儿童前臂骨折。临床常以青枝性双骨折，伸直形者多见。此类骨折，外观畸形严重，儿童叫啼不休，家长心慌紧张不已。此时，医者必须沉着冷静，经临床检查及X线片完毕后，嘱家长将患儿交给助手，助手抱好患儿稳坐。

◎正骨手法

助手将患儿抱坐稳后，用双手掌指横抱患肢前臂近端，掌心向上。术者两手掌指横抱骨折远端（图28）*，在缓缓适度牵拉的同时，再用双手食指轻轻滑动地向上回顶，双手拇指向下压折。此时柔软的骨折面得已纠正。外观的弯曲畸形得已复平，手法方告成功（图29）*。在整个手法过程中，必须注意，切忌用力过大，粗暴过猛，力度适宜，以防矫正过度，是此手法之关键所在。手法结束后，用自制的夹板压垫包扎固定，将前臂悬吊胸前。由

---

* 图片以成人为例。

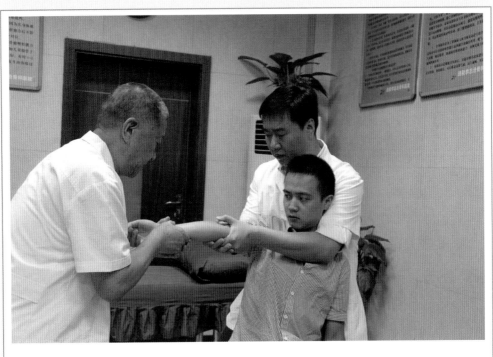

图 28

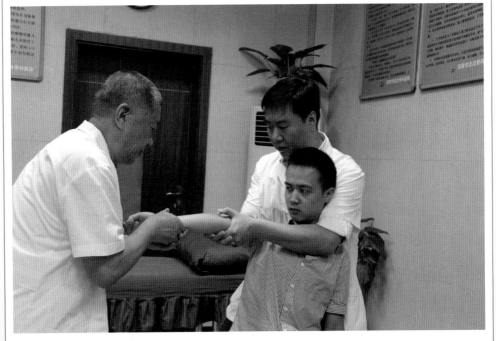

图 29

于儿童再生能力和愈合能力强，一般 2～3 周即可痊愈，不可固定时间过长。

18. 牵拉五指旋转顶折手法治疗桡骨下端伸直型粉碎性骨折

◎桡骨下端概述

桡骨下端（包括桡骨远 3 厘米以内）骨折，临床较为常见。桡骨远端与尺骨（舟状骨与月骨）形成关节面，其背侧边缘长于掌侧，故关节面向掌侧倾斜为 10～15 度。桡骨下端内侧缘稍成切迹与尺骨头形成下尺桡关节，切迹的下缘为三角纤维软骨的基底部附着，三角软骨的尖端起于尺骨茎突底部，前臂旋转时桡骨沿尺骨头回旋，而以尺骨头为中心，桡骨下端外侧的茎突，较其内侧长 1～1.5 厘米。故其关节面还向尺侧倾斜 20～25 度。这些关系在骨折时常被破坏，在整复时应尽可能恢复正常解剖。

本文讨论的是，暴力过大，损伤严重的桡骨远端粉碎、桡骨茎突背侧的四个骨性腱沟错缝、尺骨茎突撕脱、伴下桡尺骨关节分离、骨折线波及关节面，并且嵌插成角的（Ⅲ 0、Ⅳ 0）桡骨远端伸直型粉碎性骨折。运用创新的牵拉五指旋转顶折的正骨手法治疗，临床收到满意的疗效。

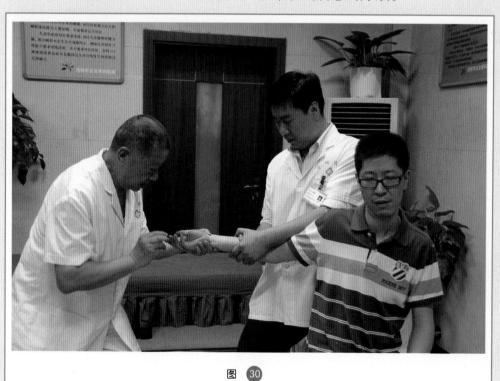

图 30

◎正骨手法

　　桡骨远端骨折，临床最为常见，以老年患者居多，故手法整复时，取平卧位为宜。现以右侧为例，待麻醉后，助手双手掌指横抱骨折近端，术者以弓箭步站立在患肢前方，左手掌指紧握骨折远端及腕关节，右手掌指紧握手指头，由拇指到小指一个一个地用力顺势牵拉的同时，左手掌以拇指为着力点。不仅将桡骨下端骨折的重叠，桡腕关节面，下桡尺关节面，腕关节内的8块小骨，不同程度的骨折及错位得以有效的纠正复位（图30）。更为难得的是：将腕掌部的4个骨性腱沟和几条肌腱的错位、错缝得以舒理和归位。这都是以往治疗桡骨远端粉碎性（Ⅲ、Ⅳ）骨折容易疏漏而留下腕掌关节长期肿硬、畸形、僵痛和功能障碍等后遗症的关键所在。待以上手法结束后，将患手内翻掌心向下，术者即用双手掌指紧抱骨折远端及腕关节，沿大小鱼际渐渐对抗牵拉的同时作旋转顶折手法。以拇食指作为着力点，双手食指向上顶骨折近端，双手拇指向下折骨折远端，使重叠和错位的骨折面，准确地对合。典型的餐叉样畸形消失（图31）。整复手法方告成功。用自制的四

图 ㉛

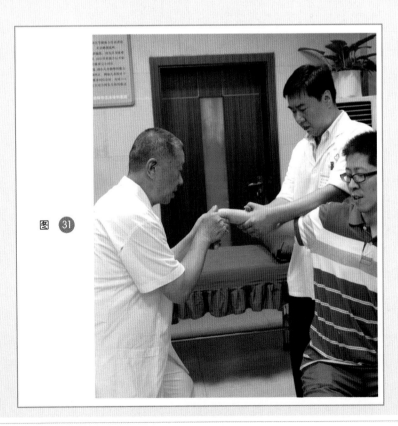

块小夹板，安放好棉压垫绷带包扎固定，使手掌指保持向掌侧尺侧倾斜悬挂。

19. 牵拉顶屈挤压手法治疗腕舟骨骨折

◎腕部概述

腕舟骨是最大的一块腕骨，略弯曲呈舟状，中段较细者为腰，骨折多发于此处，多以间接暴力所致。当跌倒时，手掌先着地，腕关节极度背伸，暴力向上传达，舟骨被锐利的桡骨关节面的背侧缘或茎突缘切断。骨折可发生于腰部、近端或结节部，其中以腰部多见。由于掌侧腕横韧带附着在舟骨结节部，而舟骨其余表面多为关节软骨所覆盖，血液供应较差，故除结节部骨折愈合较佳外，其余部位骨折容易发生迟缓愈合、不愈合或缺血性坏死。对腕舟骨骨折的治疗，为了避免或减少此部骨折在治疗过程中因生理解剖上的弱点，常常忽视有效的手法正骨，仅用管型石膏长期固定而带来骨折不愈合或愈合不良的后遗症发生，在临床中，笔者施以创新的正骨手法和固定方法，收到满意疗效。

◎正骨手法

患者端坐位，现以右侧为例，臂丛麻醉后，伤肢平伸掌心向下。助手位于患侧上端，用左手肘部夹住伤肢上臂勿使动摇，双手掌指横抱前臂下1/3段。术者位于患者右前方，双手分别紧握患者大小鱼际及掌指部与助手同时用力对抗牵拉（图32）。在维持牵引下，术者双手食指用力顶屈腕关节，同时双手拇指由腕背侧中间，分别舒压腕部各小骨至尺桡侧面后，双手拇指又同时用力向中心挤压腕关节（图33）。此时腕部的各块小骨，不但已归位，而且骨折的腕舟骨也同时得以对合，整复手法方告成功。再用本院自制的膏药贴敷腕关节后，放置好压垫及外展夹板。用绷带缠绕包扎腕掌关节，中立位悬挂胸前，两日换敷一次。

20. 三一手法治疗桡骨头半脱位

◎小儿桡骨头概述

小儿桡骨头半脱位，又称"牵拉肘"，俗称"肘错环"、"肘脱位"。多发生于四岁以下的幼儿，是临床常见的肘部损伤。幼儿桡骨头发育尚不完全，头颈直径几乎相等，环状韧带松弛，故在外力作用下，容易发生半脱位。

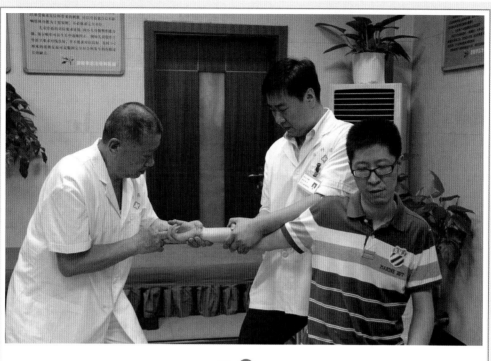

图 32

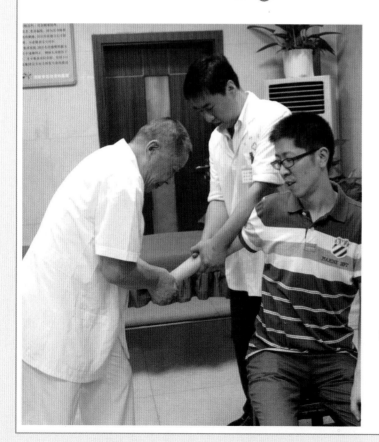

图 33

脱位后，患侧肘部疼痛，肘关节呈半屈曲，有臂呈旋前位，不敢旋后，不能抬举与取物，肘关节不能自由活动。桡骨小头处压痛，局部无明显肿胀或畸形。X线检查常不能显示病变。

◎正骨手法

不需麻醉，家长抱患儿正坐，术者与患儿相对。现以左侧为例，术者右手拇指放在桡骨头内侧一压，左手握腕上部将前臂向内一旋，然后将肘关节一屈，即可听到或能感到轻微的复位声响（图34），三一的正骨手法即告成功。复位后患儿肘部疼痛立即消失，停止哭啼，肘部屈伸自如，能上举取物（图35）。如无明显肿胀，一般不需外敷药物，即可痊愈。

🔟 下肢骨折脱位正骨手法

21. 摩擦揉捏，舒筋理筋，旋转摇晃，屈伸提拉松解手法和横向叩击手法治疗陈旧性髋关节后上脱位

◎髋部概述

髋关节是典型的杵臼关节，也是全身最大的关节，由股骨头与髋臼构成，髋臼周缘附有关节盂缘软骨，以加深关节窝，可容纳股骨头的2/3，且有坚强的关节囊和与股骨头相连的圆韧带，这构成了髋关节的稳定性。因此，髋关节脱位多发生在强大暴力和活动力强的青壮年男性。如车祸，坠落，塌方等，亦可发生于屈髋位。如自高处跳下，骑马跌倒等，足或膝着地而致脱位。当髋关节屈曲90度时，如果过度内收并内旋股骨干，则使股骨头的大部分不能抵触于髋臼内，而移到较薄弱的关节外后卜方，股骨颈前缘紧抵髋臼前缘而形成杠杆的支点。此时来自腿和膝前方或腰部背侧的暴力，可使股骨头受到杠杆作用而冲破关节处，脱出髋臼造成后脱位。临床常以后上脱位多见。

本文讨论的是陈旧性髋关节后上脱位的松解手法。对新鲜髋关节后脱位的手法治疗，从理论到临床均有定论。伤后失治误治而迁延至1月左右的陈旧性髋关节后脱位者，亦属少见。由于各种病理变化产物的存在与阻止，骨质发生疏松易致骨折之故，一般多主张手术切开复位。笔者在大量的临床实践中，总结创新了一套松解手法和横向的叩击手法。使残留在髋臼内的病理

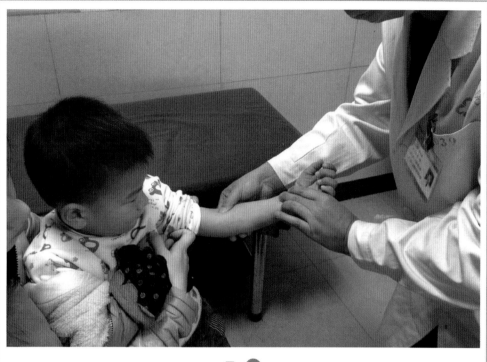

图 34

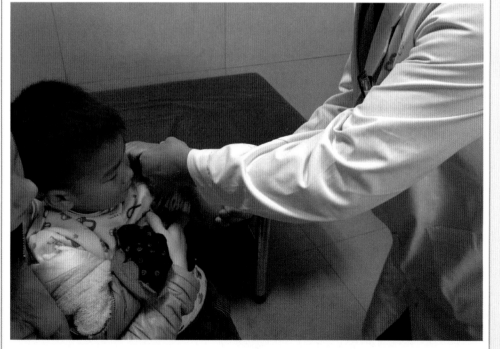

图 35

变化产物尽快得以挤压排除，迫使股骨头完全进入髋关节。本法之运用，不受诸多条件的限制，方法简便易行，不开刀，痛苦小，愈合快，功能恢复好。

◎正骨手法

患者取仰卧位，现以右侧髋关节为例，麻醉后，助手甲用院内自制的二号药酒，在患侧的髋、臀、腹股沟等多处，由轻至重做大面积的摩擦，揉捏，舒筋，理筋后，即用双手掌指压住双侧髂前上棘。助手乙用双手稳压住健侧下肢勿使动摇。术者跨骑在患肢并弯腰屈曲双侧膝关节，用双手掌指抱拉患腿膝部，使患腿呈屈髋屈膝各90度状，缓缓用力由轻到重持续向上拔拉的同时，再反复将患肢作左右旋转，摇摆晃动，屈伸提拉等手法（图36）。使粘连在异常位置的股骨头得到解脱。促使粘连和填塞在关节腔内及关节周围的机化物得已松解。此时即可听到和触感到粘连物不断撕脱的声响，松解手法方告成功。

待松解手法成功的前提下，现以左侧髋关节为例（图37），助手甲乙仍维持原体位固定。助手丙位于患肢前下方，左手握住小腿下端，右手握膝部缓缓用力将患肢作屈髋屈膝直至大腿接触腹壁为度，随即将屈曲的患腿由内上向外极度的外展外旋，小腿亦随之配合移动。当大腿外展外旋到接触地面时，连续连贯用力由外向下拔拉伸直患腿，与健肢对比长短度。在整个复位过程中，术者自始至终用双手掌作拉、推、挤、送的复位手法和保护好髋关节。复位后，无明显的入臼声响。因髋臼内填塞的病理变化产物之故。要认真做好对比度检查和X线片证实即为复位手法成功。

术后，将患肢作维持量牵引。1周内，每天在患侧股骨粗隆部位上，作横向竖拳垂击手法两次。每次10分钟左右。使残留在髋臼内的病理变化产物尽快得以挤压排除。迫使股骨头完全进入髋关节。

22. 牵拉旋内，侧掌按压手法治疗老年股骨颈外展型骨折

◎股骨颈部概述

股骨颈、头和髋臼构成髋关节。股骨头呈球形，朝向上内前方。关节囊来自髋臼边缘，前面止于转子间线，后面止于股骨颈中下1/3交界处。因此，股骨颈前面全部在关节囊内，后面仅有2/3在关节囊内。股骨颈和股骨干之

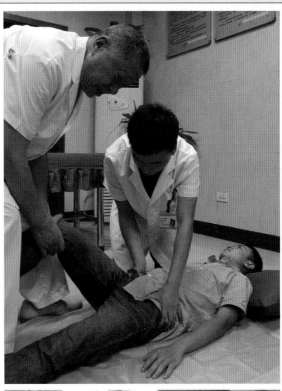

图 36

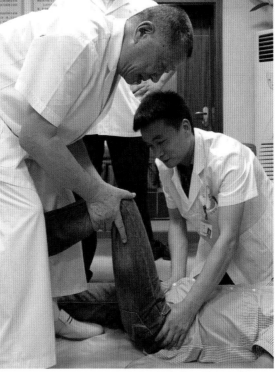

图 37

间形成一个内倾角，或称颈干角，正常值在 110 ~ 140 度之间。颈干角随年龄的增加而减小，成人男性为 132 度，女性为 127 度，颈干角大于正常值为髋外翻，小于正常值为髋内翻。股骨颈的中轴线与股骨两髁中点间的连线形成一个角度。叫前倾角或扭转角。初生儿约为 20 ~ 40 度，随年龄增长逐渐减少，成年人约为 12 ~ 15 度。在治疗股骨头颈及转子间骨折时，必须保持这两个角度。股骨头、颈部的血运主要来自三个途径：①关节囊的小动脉来源于旋股内动脉，旋股外动脉。臀下动脉和闭孔动脉的吻合部到关节囊附着部，分为髋外动脉。上干骺端动脉和下干骺端动脉进入股骨颈，供应股骨颈和大部分股骨头的血运。②股骨干滋养动脉仅达股骨颈基底部，小部分与关节囊的小动脉有吻合支。③圆韧带的小动脉较细，仅能供应股骨头内下部分的血运。与关节囊小动脉之间有吻合枝。

股骨颈骨折多见于老人。女性略多于男性。股骨颈部细小，处于疏松骨质和致密骨质交界处。负重量大，老年人因肝肾不足，筋骨衰弱，骨质疏松，有时仅受较轻微的旋转外力便可引起骨折。典型的受伤姿势是平地滑倒，髋关节旋转内收，臀部先着地。股骨颈骨折按其部位之不同，可分为头下部、中央部和基底骨折。如股骨颈的骨折线越高，越易破坏颈部的血液供应，因而骨折不愈合、股骨头缺血性坏死和创伤性关节炎的发生率就越高。按 X 线片表现可分为外展型和内收型骨折两种。本文讨论的是外展型股骨颈骨折的手法治疗。

◎正骨手法

股骨颈骨折属老年人高发的骨折之一。由于老年人骨质的全面疏松，骨头的脆性增加。骨折后无论手法和手术治疗，合并症、并发症是极高的。更由于老年人自身的如高血压，心脏病，糖尿病等危及病人生命，因此死亡率高，后遗症很多。鉴于以上诸多因素，经多年大量临床实践，笔者总结创新的以下论点："治疗老年性骨折，不把骨折作为主要矛盾，加强患者护理，积极预防和治疗危急病人生命的合并症，并发症，后遗症。力争把老年性骨折患者的合并症，并发症，后遗症，死亡率降到最低限度。"

外展型股骨颈骨折的手法治疗：现以右侧为例，患者取仰卧位，麻醉

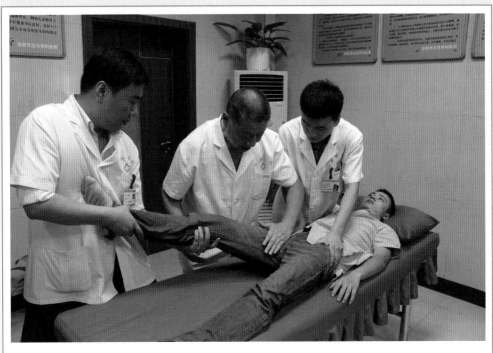

图 38

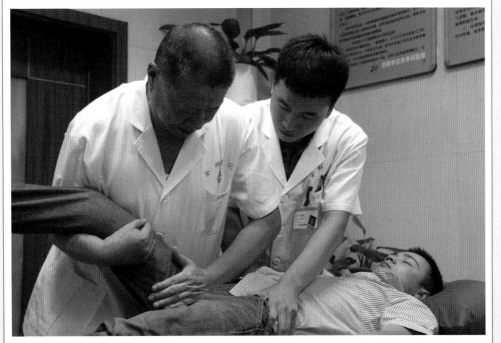

图 39

后，助手甲双手指掌分别稳压住患者双侧髂前上棘勿使动摇。助手乙左手握住踝关节，右手握住小腿上段，双手同时缓缓连贯用力将患肢旋内牵拉（图38）。术者位于伤腿右外侧，用右手肘腕部横抱患肢大腿中下段，顺势抬高牵拉患肢的同时，左手侧掌按压腹股沟，使骨折的股骨颈面对合，手法即告成功（图39）。用备好的自制膏药贴敷包扎，再用顺8字绷带向双侧髂前上棘缠绕髋关节。打好骨牵引，将患肢外展40度左右微向内旋位牵引固定。

23. 牵拉旋外，侧掌按压手法治疗内收型老年股骨颈骨折

◎内收型骨折概述

股骨颈内收型骨折的颈干角小于正常值，骨折线与股骨干纵轴的垂直线所成的倾斜角往往大于50度。此类骨折很少嵌插，移位较多，骨折远端多内收上移。血运破坏较大，骨折愈合率低，股骨头缺血性坏死率较高。因此，骨折后应尽早以轻巧、准确有效地手法整复复位和牵引固定。

◎正骨手法

患者取仰卧位，现以右侧为例，待麻醉后，助手甲双手掌指分别稳压住患者的双侧髂前上棘勿使动摇。助手乙左手掌指紧握患者外踝关节及跟部，右手掌指横抱患大腿后侧，轻轻持续用力向下外旋牵拉（图40）。术者位于患腿右外侧，用右手由前内向后外横抱患者大腿中下段，顺势用力向外，向下拔拉的同时，再用左手侧掌按压腹股沟的骨折面上，以纠正骨折面的对合（图41）。手法整复即告成功。用备好的膏药贴敷患部，再用绷带顺8字方向绕至双侧髂嵴缠裹整个髋关节后，打好骨牵引，外展45度固定牵引。

24. 拔拉内旋，推挤按压手法治疗股骨粗隆部顺转子间型骨折

◎粗隆部概述

股骨粗隆间骨折，亦称转子间骨折，患者多为老年人，男性多于女性，青壮年发病者少。股骨转子部位血液供应丰富。很少发生骨折不愈合或股骨头缺血性坏死，其预后远较股骨颈骨折为佳。受伤原因及机制与股骨颈骨折相同。因转子部骨质松脆，故多为粉碎型骨折。由于骨折线在关节囊髂股韧带附着点的远侧，因而骨折远段处于外旋向上移位。

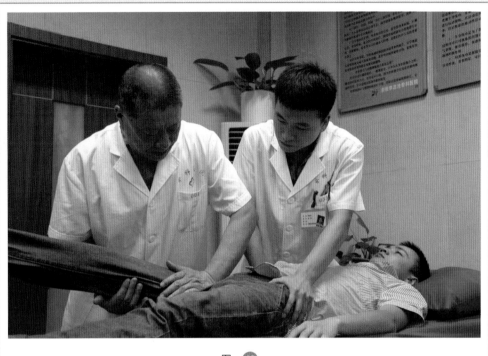

图 40

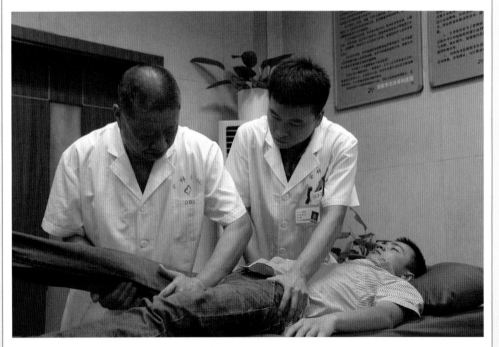

图 41

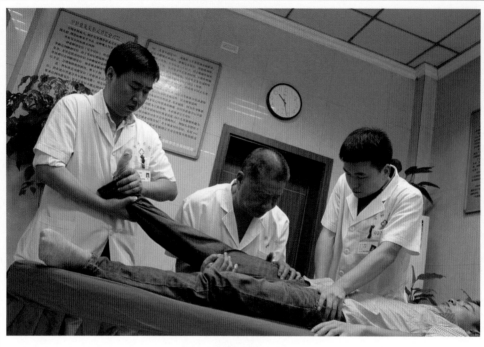

图 42

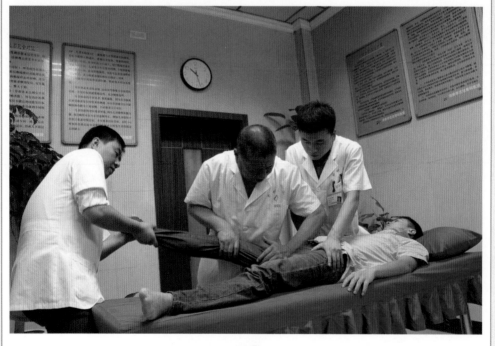

图 43

◎正骨手法

患者取仰卧位，现以右侧为例。当麻醉后，助手甲双手掌指稳压住双侧髂前上棘勿使动摇。助手乙左手掌指紧握患腿外踝跟部，右手掌指横抱小腿内后侧上端，轻轻用力向内旋拔拉（图42）。术者位于患者右侧，用双手掌指横抱髋关节，左手掌向内推挤，右手掌根向下按压，使移位的骨折面对合（图43）。当打好骨牵引后，用本院自制的膏药贴敷于患部，再用绷带顺8字向骶髂部横绕包扎好髋关节。将患腿放置在外展45度稍旋内位固定牵引。

25. 拔拉外旋掌侧按压手法治疗股骨粗隆反转子间骨折

◎反转子间骨折概述

骨折线自大转子下方斜向内上行走，达小转子的上方，骨折线的走向与转子间线或转子间嵴大致垂直。骨折近端因外展肌与外旋肌的收缩而外展、外旋。远端因内收肌与髂腰肌的牵拉而向内向上移位。

◎正骨手法

患者取仰卧位，现以右侧为例，当麻醉后，助手甲用双手掌指稳压住双侧髂前上棘勿使动摇。助手乙左手掌指紧握患腿外踝跟部，右手掌指横抱小腿上端的后外侧。缓缓用力向外向下拔拉（图44）。术者位于患者右侧，

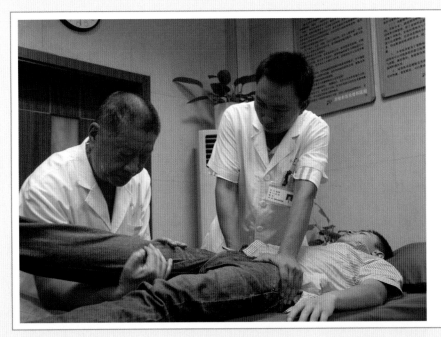

图 44

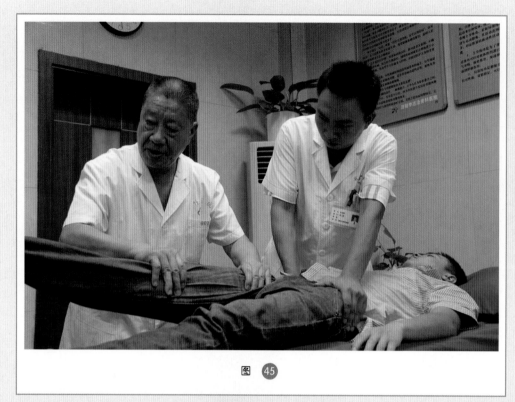

图 45

用右手伸向患肢大腿中下段。由内向后横抱患腿顺势拔拉的同时，用左手小鱼际部的侧掌向下按压骨折，使其骨折面有效地对合，整复手法方告成功（图45）。当打好骨牵引后，用本院自制的膏药贴敷伤处，再用绷带反 8 字向上横绕骶髂下至髋关节。将患肢放置在外展 45 度中立位固定牵引。

26. 拔拉牵引，掌根抱挤，推拉手法治疗股骨各段骨折

◎股骨部概述

股骨俗名大腿骨。股骨是人体中最长的管状骨。股骨干是指转子下至股骨髁上部分，由厚而坚固的圆柱形的皮质骨所构成，表面光滑，后方有一粗线，为肌肉附着处。骨干有轻度向前突出的弧度，有利于股四头肌发挥其伸膝作用，骨髓腔略呈圆形。股骨干骨折多见于青壮年、儿童，多由高处坠下，车祸或受重物打击、挤压等强大直接暴力或间接暴力而引起。男性多于女性。直接暴力引起者多为斜形或螺旋骨折，均属不稳定性骨折。骨折断端若移位明显，软组织损伤也比较严重。成人一侧股骨干骨折后，即使是闭合性损伤，内出血亦可达 500 ～ 1500 毫升。

骨折断端因受肌群收缩以及下肢本身重力等影响，往往呈现典型移位。股骨干上 1/3 骨折时，骨折近端因受髂腰肌、臀中肌、臀小肌及其他外旋肌的牵拉而产生屈曲外展外旋移位。骨折远段由于内收肌群作用则向后、向上、向内移位。中 1/3 骨折时，两端除有重叠外，移位无一定规律。下 1/3 骨折时，因膝后方关节处及腓肠肌的牵拉，骨折远端往往向后移位。

◎**正骨手法**

患者取仰卧位，现以右侧为例，当麻醉后，根据各段骨折性质，打好骨牵引。助手甲位于伤腿近端，双手掌指稳压住两侧髂前上棘。助手乙双手掌指紧抱患肢膝关节用力向下拔拉（图 46）。术者位于患腿右侧，根据各段骨折移位情况，双手掌指横抱骨折远近两端，掌根分别用力对抗抱挤或推拉对合手法。使其骨折断端对合，先纠正侧方，再纠正前后，手法整复即告成功（图 47）。根据各段不同骨折情况，分别打好骨牵引后，用自制的 3 号接骨药贴敷患处，合理有效地安放好压垫和小夹板布带捆扎，绷带包扎固定在中立位，抬高患腿，外展 30 度牵引。

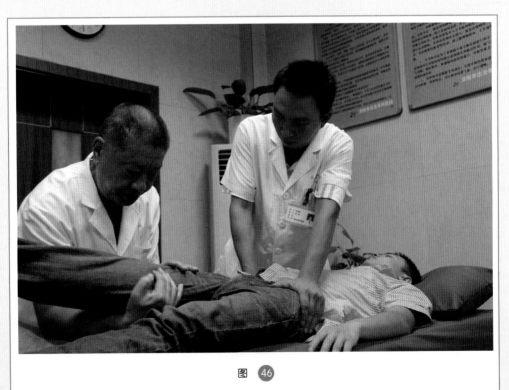

图 46

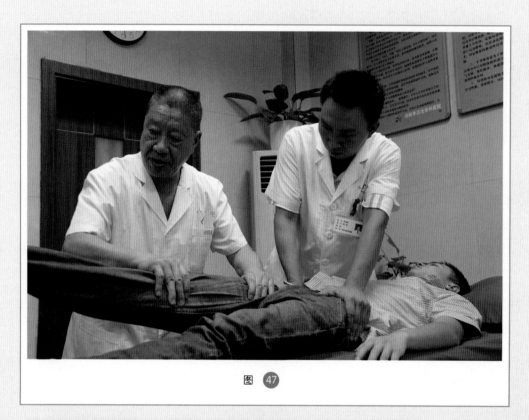

图 ㊼

27. 双人推挤，过伸板 8 字缠绕包扎固定治疗髌骨骨折

①髌骨部概述

髌骨是人体中最大的籽骨。呈三角形，底边在上而尖端在下，后面是软骨关节面，股四头肌腱连接髌骨上部，并跨过其前面，移行为髌下韧带止于胫骨结节。髌骨有保护膝关节，增强股四头肌力量的作用。髌骨骨折多见于成年人和老年人。髌骨骨折可由直接暴力或间接暴力所造成。以后者多见。直接暴力所见者，是由于髌骨直接碰撞地面而引起，多呈粉碎骨折。髌骨两侧的股四头肌筋膜以及关节囊一般尚完整，对膝关节功能影响较少。间接暴力所致者，大多是在膝关节半屈曲位跌倒时，为了避免倒地，股四头肌强力收缩，髌骨与股骨滑车顶点密切接触成为支点，髌骨受到强力牵拉而骨折。多呈横断骨折。髌骨两旁的股四头肌筋膜和关节囊的破裂，使两骨块分离移位。伸膝装置受到破坏。治疗髌骨骨折时，要求恢复伸膝装置的功能，并保持关节面的完整光滑，防止创伤性关节炎的发生。

②**正骨手法**

患者取仰卧位，现以右侧为例，当麻醉后，伤肢伸直过伸，助手甲位于患腿的上端，双手掌指横向横抱患腿近端，用双手大拇指横向在将髌骨上端的骨折块轮翻地向下推挤到膝关节面上，手不放松。助手乙双手掌指横抱患腿下段，用双手拇指横向地将骨折块轮番往上推挤在与近端的骨折块对合，手不放松（图48）。术者位于患腿，将本院自制的横垫，一个放压在近端，另一个放压在骨折块远端，随即安放上下两块软夹板和后侧的过伸板后，再用绷带逐渐向中心8字横绕，促使骨折块在向心力下保持对合（图49），此时手法整复及8字向心缠绕包扎成功。将患腿置放在过伸中立位。

28. 牵引挤压捏合手法治疗胫腓骨干骨折

①**胫腓骨干概述**

《医宗金鉴·正骨心法要旨》说："胫骨，即膝下踝上之小腿骨，俗名臁胫骨也。其骨二根，在前者名成骨，又名干骨，其形粗，在后者名辅骨，其形细，又俗名劳堂骨。"胫骨干中上段横截面呈三角形，由前、内、外三嵴将胫骨干分成内、外、后三面，胫骨嵴前突并向外弯曲，形成胫骨的生理弧度。其上端为胫骨结节，胫骨干下 1/3 处，横截面变成四方形，该中下 1/3 交界处比较细弱，为骨折的好发部位。胫腓骨干骨折很常见，各种年龄均可发病。儿童的骨折以胫骨干骨折最多，成人的骨折以胫腓骨干双骨折为大多数。直接暴力或间接暴力均可造成胫腓骨干骨折。从高处坠跌，足部先着地，小腿旋转，或受重物直接打击，挤压引起。影响骨折移位的因素，主要是暴力的方向，肌肉的收缩，小腿和足部的重力造成的，可以出现重叠、成角或旋转畸形。由于胫腓骨折生理解剖上的特殊，笔者在临床中有如下体会：

● 胫腓骨古称穷骨，穷者少肌肉，少血供也。特别是中下 1/3 段，无论是骨折或创伤，迟缓愈合或不愈合者多见。

● 正骨手法过程中，必须注意力度的掌握。

● 千万不要加重损伤，破坏血运。

● 手法整复和功能恢复过程中，注意关节面的平整。

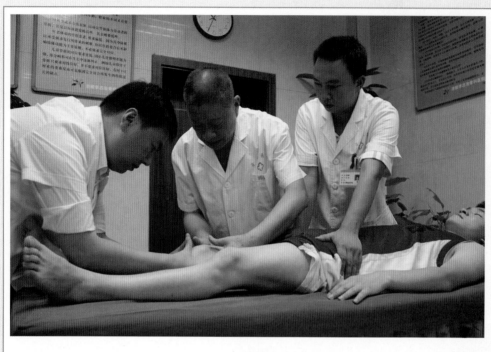

图 48

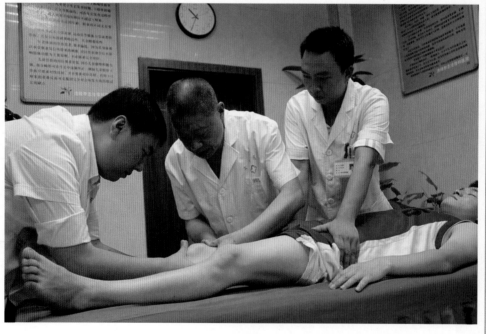

图   49

②正骨手法

　　患者仰卧，患腿伸直中立位，现以右腿为例，待麻醉后，助手甲位于患腿右侧，双手掌指横抱骨折近端。助手乙左手横抱踝跟部，右手掌指横抱跖趾部轻轻对抗牵引，切忌用力过大过猛（图50）。术者位于患腿右侧，根据骨折的移位情况，用双手掌根作对向挤压手法。先纠正侧方移位，后纠正前后移位，使骨折对合。再用双手掌指以钳形状，在骨折面上，由上到下轻轻作对向捏合手法，使骨折的残余畸形得以捏合对位（图51）。整复手法方告成功。用本院自制的3号膏药贴敷，合理有效地放置好压垫和夹板，绷带顺绕包扎后，抬高患肢40°左右中立位固定。

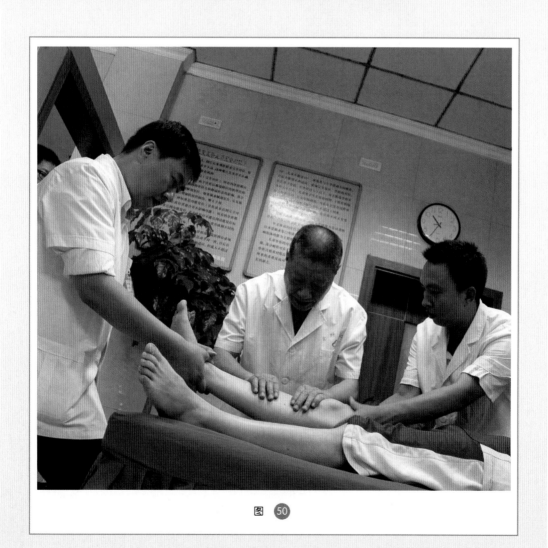

图 50

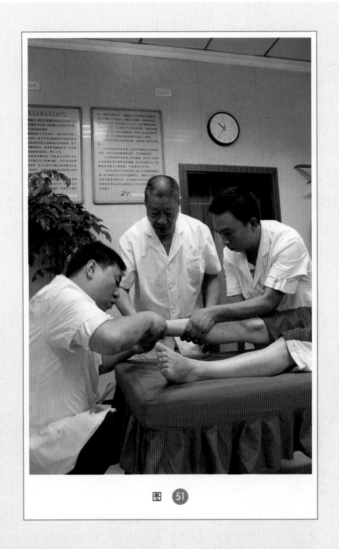

图 **51**

29. 拔拉五趾，抱踝回顶手法治疗三踝骨折

◎**踝部概述**

踝关节由胫腓下端和距骨组成。外踝比较窄而长，位于内踝的稍后方，内踝的三角韧带较外踝腓距、腓跟韧带坚强。故阻止外翻的力量大，阻止内翻的力量小。内、外、后三踝构成踝穴，而距骨位于其中，形成踝关节。胫腓骨下端之间被坚强而有弹性的胫腓韧带连接在一起。踝关节部损伤原因复杂，类型很多，从高处坠下、下楼梯、下斜坡，走崎岖不平的道路等，均可引起韧带损伤、骨折、脱位，可单独或同时发生，在上述暴力作用时，若踝关节处于跖屈位，距骨可向后撞击胫骨后踝，引起三踝骨折并向后脱位。

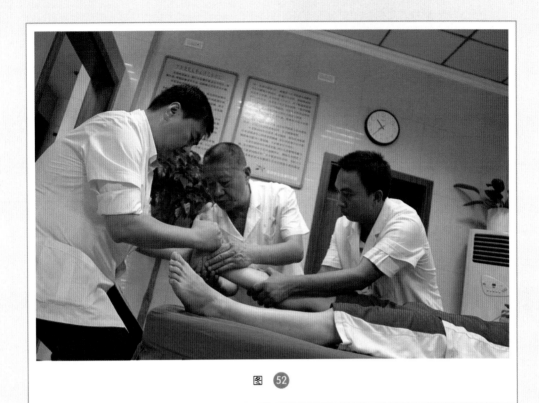

图 52

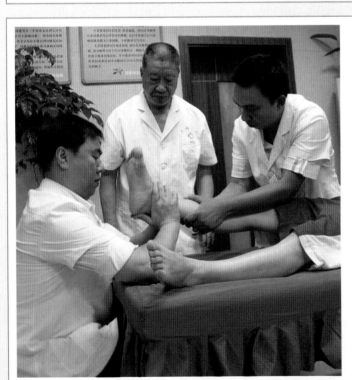

图 53

◎**正骨手法**

患者取仰卧位麻醉后，现以右侧为例，助手双手掌指横抱小腿下端。术者左手掌指横抱跟后部，右手掌指横抱跗部拔拉屈顶踝关节，以纠正后踝骨折（图52）。接下来术者右手将患脚五趾一个个地拔拉舒理后，令患者将伤肢内翻，外踝在上，内踝在下，助手和术者仍维持伤肢改变体位后的对抗拔拉牵引。此时术者两手8指用力回折内踝，两手拇指同时用力顶推外踝，促使内外踝骨折均得以归位（图53）。手法整复即告成功。用院内自制的压垫夹板包扎固定。

30. 牵拉对压掌跟抱挤手法治疗跟骨骨折

◎**跟骨概述**

正常足底是三点负重，在跟骨第一跖骨和第五跖骨头三点组成的负重面上，跟骨和距骨组成纵弓的后臂，负担60%的重量。通过跟距关节还可使足内收内翻或外展外翻，以适应在凹凸不平的道路上行走。跟骨结节为跟腱附着处，腓肠肌比目鱼肌收缩，可作强有力的跖屈动作。跟骨骨折多由传达暴力造成。从高处坠下或跳下时，足跟先着地，身体重力从距骨下传至跟骨，地面的反作用力从跟骨负重点上传至跟骨体，使跟骨被压缩或劈开。亦有少数因跟腱牵拉而致撕脱骨折。跟骨骨折后常有足纵弓塌陷，结节关节角减少，甚至变成负角，从而减弱了跖屈的力量和足纵弓的弹簧作用。从高处坠下时，若冲力强大，足跟部先着地，继而臀部着地，脊柱前屈，引起脊柱压缩性骨折或脱位，甚至冲力沿脊柱上传，引起颅底骨折和颅脑损伤。所以诊断跟骨骨折时，应常规询问和检查脊柱和颅脑的情况。

◎**正骨手法**

患者取侧卧位，伤腿外侧在上，现以右腿为例，当麻醉后，助手位于患腿近端，双手掌指横抱小腿下段。术者左手掌指横抱跟骨体后缘，右手掌指横抱踝跗部，双手用力同时与助手作对抗牵拉，在维持牵引的同时，术者用双手食指横向地向上顶，同时又用双手拇指横行地向下对压，使纵向移位的骨折块对合（图54）。此时嘱患者仰卧，患腿伸直中立位。助手仍双手掌指横抱伤腿下段，术者左手掌指横抱跟骨体后缘，右手掌指横抱踝跗部用力向下牵拉2分钟后，术者随即变换双手、掌跟横向用力抱挤跟骨骨体，促使跟骨骨折残余移位得以纠正（图55）。手法整复即告成功。用本院自制的

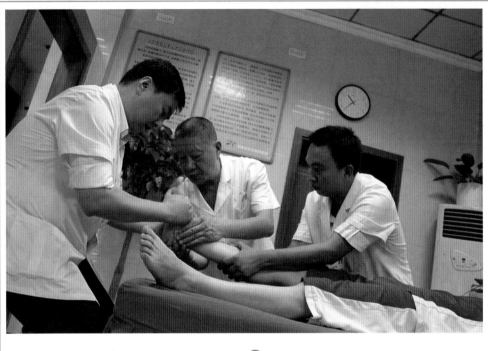

图 54

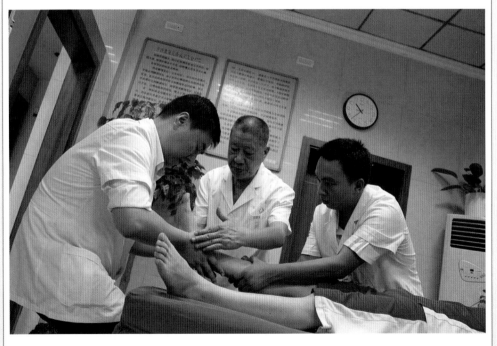

图 55

膏药贴敷，合理有效地放置好压垫和夹板，绷带顺8字包扎整个踝关节，抬高患肢30度中立位固定。

31. 板拉手法加软夹板棉垫固定治疗婴儿踝跖部背屈症

◎婴儿踝跖部概述

当婴儿出生后到1月之内，家长发现婴儿的双足，有的单侧，既未跌又未伤，既不红也不痛，出现畸形怪状急来求医。经查，婴儿全身情况良好，发育正常，无先天畸形病态及损伤病史，局部触及无包块肿痛，仅发现双侧或单侧踝跖部背面与胫骨前嵴相互紧贴，僵硬畸形，极度背屈。笔者在60年的骨科临床中，行医在丰都县和涪陵区，仅收治过此种病例16例，其中双侧12例，单侧4例，男性6例，女性10例。就诊时间：早在出生后的产床，晚在1月之内就诊。晚的10例，分别在1月之内的不同时期，摄了X线正侧位片，均显示无异常发现，仅踝跖部背屈畸形。经查阅了一些资料，从理论到临床，尚无先例报道，更无先例可鉴。

从以上16例病例中深思，导致婴儿踝跖部畸形的损伤病因，损伤病史，损伤机制，临床体征以及临床症状均与婴儿出生后无关。笔者认为：婴儿在母体内，由于长期受到母体的体位不正，姿势不佳，运动不当，睡卧不良等诸多因素，导致踝跖部长期受压所得之后果。临床中虽无先例可鉴。笔者紧紧抓住以上病因病机，自主创新发展运用了板拉手法和固定方法。对16例婴儿的治疗，收到了疗效好。愈合快、经济简便、无后遗症的良好效果。

②正骨手法

婴儿取仰卧位，术者左手掌指紧握整个婴儿踝关节及跟部，右手5指（拇指在上，余4指在下），握住跖趾部轻轻用力，缓缓向下，向足底侧板拉至踝关节成90度直角时，正骨手法即告成功（图56）。用自制的90度直角软夹板，放置好棉垫后，绷带顺8字包扎固定踝关节（图57）。两日换包检查1次，由于婴儿再生愈合能力强，一般5～7次即愈。

典型病例

王潇，女，现年32岁，大学本科文化。职业，银行职员，现工作在深

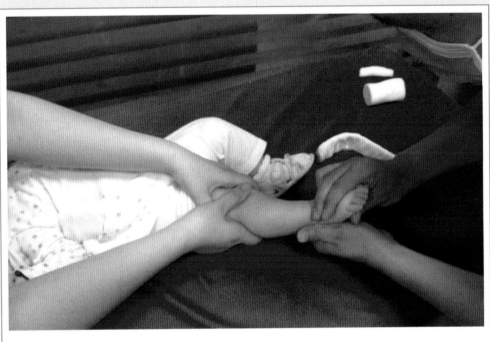

图 56

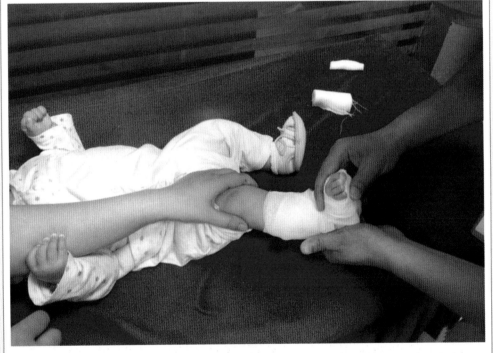

图 57

圳市工商银行，系重庆市丰都县人。32 年前，王女士出生在四川省丰都县人民医院妇产科。当即发现婴儿双足怪状畸形。其父王某某和婴儿的姑爷爷一道，十分焦急地抱到笔者当时上班的丰都县人民医院中医骨科就诊。其父代述：婴儿生下来后，既未跌，又未伤。却发现双足这么严重的怪状畸形。并着急地说："李医生，求求您，给我好好详细检查，是不是怪胎？是不是先天畸形？能不能治疗？如果医不了还是一辈子的双足残废，喂起来既误了她终身，又害得一家人累赘和不安宁。倒不如趁早处理掉算了。"此时，摆在笔者面前的是，一句话决定这位小生命的生与死。二是看笔者有否治疗此病的技术实力和临床经验。三是面对这个生死存亡的小生命有否救死扶伤，济世活人的责任感和强烈的事业心。

关键时刻，笔者经详细检查，反复思考，并慎重地讲：此种病例临床实为少见。理论上亦无先例报道。但我在多年的骨科临床中，曾有过治愈了 3 例的成功经验。经检查，既不是怪胎，也不是先天畸形，只是婴儿在母体内，双踝关节长期受压所致。我愿意接收此病例进行治疗。请相信，通过大家的共同努力和相互配合，会收到良好效果的。于是经家长同意，当场就给婴儿作了手法整复复位。软夹板加棉垫合理有效地固定包扎。手法成功后，嘱两日复查一次，后经门诊治疗 6 次即愈。

2011 年春节，巧遇王女士出现在面前，由当时婴儿的姑爷爷说，这就是你出生时给你治好双足的大恩人。当场一片感激和喜悦之声。

32. 半直半曲拇指推挤手法治疗髌骨外上脱位

① 髌骨概述

髌骨是人体最大的籽骨，略呈扁平三角形，底朝上，尖向下，覆盖于股骨与两端构成的膝关节前面。髌骨上缘与四头肌腱相连，其下缘通过髌韧带止于胫骨结节，其两侧为股四头肌，扩张部包绕，止于胫骨髁。股内侧肌止于髌骨的内上缘，髌骨的后面稍隆起与股骨下端内外髁之间的凹陷呈关节面。由于股四头肌中的股直肌、股中间肌、股外侧肌的作用方向与髌韧带不在一条直线上，髌骨多向外脱出的倾向。但因股内侧肌有向内上方牵引作用力，而使髌骨维持在正常位置。根据移位的方向分为外侧、内侧及向下脱位。临床上以外侧脱位为主，内侧脱位极为罕见。

②正骨手法

患者平卧，现以右侧为例。术者位于患肢前下方，右手掌指紧握踝关节缓缓牵拉，让膝关节保持半直半曲（图58）。左手拇指按压在脱位后髌骨的外下方，余指托于腘窝下，使膝关节在微屈状态轻轻作屈伸活动，在伸直动作的同时，拇指用力向内前下方作推挤的手法，促使脱位的髌骨复位，然后伸直膝关节，手法整复复位方告成功（图59）。

33.外翻外旋双拇推挤手法治疗骰骨脱位

◎蹼骰部概述

一二三蹼骰内舟：是五块不规则的短状骨。均属骨性连接的不动关节。前连接五块距骨关节面。后与跟距关节相连。一般无特殊暴力，是不会损伤此部骨与关节的。笔者在60年的骨科临床中，仅此两例：一例是武术运动员，一例是田径运动员。年龄都20岁，两例均在右侧，而且均是素质较高，出

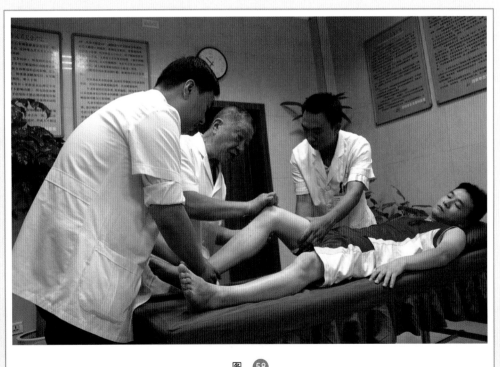

图 58

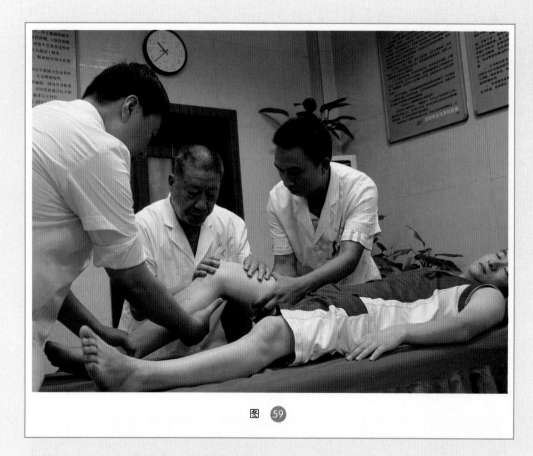

图 59

成绩的运动员。受伤病史及损伤机制：都是在纵高激跳，双足着地时，身体重心失稳，右足踝跖部极度外旋外翻，导致右足骰骨脱出。经查阅一些资料，尚无骰骨脱位的记载与报道，临床亦无成例可鉴。笔者均采用同样的整复手法获得成功。

◎**正骨手法**

治疗口诀：骰骨脱位更难见，左抱踝跟右足背，外翻外旋力度稳，双拇推挤方向准。

两例均伤的右腿，待麻醉后，患者向左侧卧位。助手双手掌指紧握患肢小腿下端。术者位于患肢前下方，左手掌指紧抱踝跟部，右手掌指紧抱患肢足背，双手拇指腹，紧压在脱出的骰骨体外下缘，其余掌指协调用力，将患肢踝关节以下，同时作外翻外旋的手法（图 60）。当外翻外旋到骰骨脱位的损伤机制时，术者双手拇指同时用力将骰骨体，作向内向上推挤的手法

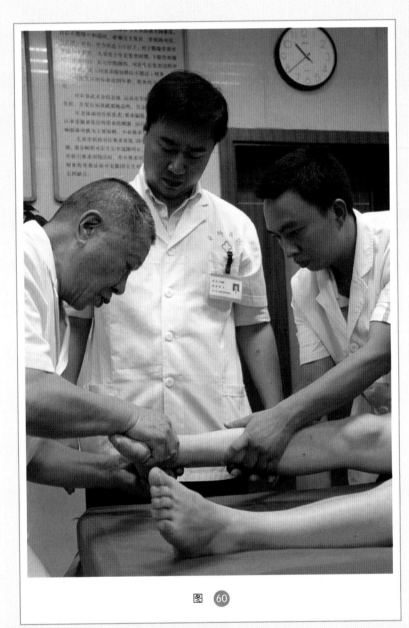

图 60

（图 61）。此时即触感到和微听到骰骨复位的声响，手法整复复位方告成功。再嘱患者仰卧位，术者将患足五趾，从拇趾到小趾，一个一个地牵拉舒理后，用本院自制的膏药贴敷伤处，绷带顺 8 字包扎。两日换敷一次，嘱患者不下地作力行走，休息调理 1 ~ 2 周即愈。

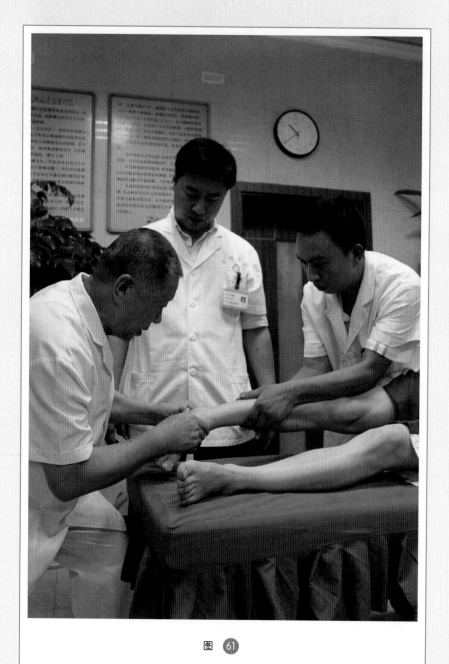

图 61

第二节 创新固定方法

1. 椎垫固定治疗鼻骨骨折

棉椎垫是用脱脂药棉 1 小块，卷裹成尖小头大梭形的固定垫。垫子的大小长短，根据病人的年龄、体质、鼻腔大小，骨折移位程度，临床制作固定，当手法整复复位后，将术前自制的棉椎垫，直插进患侧鼻道内，起到既合理又有效，将鼻骨骨折块顶挤在骨折复位后的良好位置上勿使再移位为目的。每日换用一次。由于鼻道、鼻孔、鼻黏膜毛细血管丰富，在手法整复复位和固定过程中。容易出血。笔者在临床实践中，一般多采用止血止痛的肾上腺素和利多卡因，浸润在撬顶手法时竹杆尖端的棉垫上和固定时的棉椎垫上。让伤者在整个骨折治疗过程中，体现痛苦少、出血少，达到合理有效地固定，使骨折愈合快，功能恢复好的目的。

2. 葫芦型软夹板加顺 8 字缠绕固定治疗锁骨骨折

葫芦型软夹板是用纸箱板，根据伤者年龄、体质、骨折移位程度和伤部大小剪制成两头圆大，中间小的像葫芦式的软夹板。当锁骨骨折经手法整复复位后，用自制的膏药合理有效地安放好棉垫和软夹板，用胶布粘压数条，以顺 8 字横向缠绕至对侧腋肘下，再至伤者肩锁部包扎固定，治疗方法即告成功。

3. 软夹板加纵形压垫绷带缠绕固定治疗胸腰椎压缩骨折

当胸或腰椎压缩性骨折，经手法整复复位后，用本院自制的膏药贴敷，脱脂药棉自制的长方形压垫和用纸箱板自制而成的长方形软夹板，合理有效地放置在骨折部，用胶布横向粘压数条，绷带横向绕包扎仰卧位固定。在硬板床上调养，两日换敷一次，固定方法方告成功。

4. 软夹板加绷带缠绕固定治疗肋骨骨折

肋骨骨折经手法整复复位后，用本院自制的膏药贴敷伤处，用纸箱板自制而成，如半月形的软夹板，合理有效地放置好棉垫和软夹板，胶布数条粘压伤处，软夹板用绷带横向缠绕包扎固定胸廓，再用绷带纵向提挂在肩部勿使下滑，固定方法即告成功。

5. 超肩关节加蘑菇头四块小夹板固定方法治疗肱骨外科颈、解剖颈及肱骨上段骨折

超肩关节蘑菇头夹板，是用纸箱板 2 ~ 3 层折叠，4 块长短不等，具有一定硬度和塑型度。上缘打一小孔，用布带穿过小孔各打一结，成小圆圈的小夹板 3 块，前侧块的长度上至喙突，下至肘关节，外侧块的长度上至肩峰，下至肱骨外上髁，后侧的长度上至肩胛盂的后缘，下至肘关节。夹板的宽度均在 3 厘米左右。蘑菇头夹板的长度是上至腋窝，下至肱骨内上髁。蘑菇头的制作，是在夹板的上缘，用脱脂药棉包裹，再用绷带绕成蘑菇头球形状备用。

当骨折经手法整复成功后，根据伤者的年龄大小、体质胖瘦，用一长短宽窄适宜布带，将前、外、后三块夹板上缘布带圆圈依次穿连一起。合理有效地放置好棉垫和夹板在肩关节，布带横绕对侧腋下，打结在腋前线，蘑菇头夹板顶放在腋卜后，用 4 条布带将 4 块夹板松紧适度地扎好，外用绷带将上臂及超肩关节包扎固定，将前臂悬挂胸前，固定方法即告成功。

6. 超肘关节夹板方法治疗肱骨髁上、髁间骨折

超肘关节夹板用纸箱板 2 ~ 3 层折叠，具有一定硬度，又能有塑形度。前后两块宽约 3 厘米左右，内外两块宽约 2 厘米左右，前侧块上至肩前下，下至腕关节前上 10 厘米，后侧块上至肩后下 20 厘米左右，下至腕关节后上 10 厘米左右，前后两块均塑成约 90 度的直角，内外两块均以肘关节为中心，上下各约长 10 厘米左右。

当手法整复成功后，用四块自制备好的小夹板，合理有效地依次前后内外放置好垫子和超肘关节夹板，4 根布带松紧适宜结扎后，用绷带顺 "8" 字超肘关节缠绕包扎，将前臂悬挂胸前，前臂外翻，手心向上固定，超肘关

节固定方法即告成功。

7. 外展板固定方法治疗腕舟骨骨折

用纸箱板折叠成 2 ~ 3 层，既有硬度以达固定作用，又能塑形，以适应生理解剖要求的外展板。长约 15 ~ 20 厘米，宽约 1.5 ~ 2 厘米一块，塑形成像月初的月亮大弯备用。当手法将腕舟骨骨折整复复位后，合理有效地在腕关节的桡侧，安放一个横型垫以顶压住舟骨头。再用自制备好的外展夹板，以桡腕关节为中心的压住垫子，用胶布条上下绕粘后，以拇指外展 40 度，腕关节为中心的绷带缠绕包扎，外展板固定方法即告成功。

8. 软夹板固定方法治疗掌部各型骨折

软夹板制作，用 1 ~ 2 层纸箱板剪制成弧形的、能适应腕掌部生理及功能要求的软夹板。

掌部骨折，经手法整复复位后，用本院自制的膏药敷贴掌部，合理有效地放置好分骨垫和平型垫及软夹板，用绷带缠绕包扎。软夹板固定方法即告成功。

9. 软夹板固定方法治疗踝跖部各类骨折

用纸箱板折叠为 2 层，根据伤者年龄大小、身体胖瘦剪制成能适应踝跖部生理解剖和功能要求的软夹板备用。

当踝跖部骨折经手法整复复位后，用本院自制的膏药贴敷，合理有效地安放好压垫和自制备好的软夹板，既能起到整复后的固定作用，又不妨碍肢体的功能活动。既符合运动学的力学原理，又能适应生理要求。充分体验中医手法整复。小夹板合理有效地外固定、积极适当地功能锻炼有机地结合起来，真正达到骨折愈合快，功能恢复好，后遗症少的目的。

第三节　创新的临床用药原则

　　药物治疗与手法、固定、功能锻炼是治疗骨与关节软组织损伤的基本治疗措施。外部损伤也会造成机体内部的变化。"肢体损于外，则气血伤于内，营卫有所不贯，脏腑由之不和"。其明确指出局部损伤与整体功能之间的密切关系。

　　损伤治法分内治和外治两大类：一般"外损"偏重于手法，辅以药物治疗，可减轻疼痛，活血化瘀，加速愈合，而且有避免和控制在治疗过程中发生各种不良转变的作用。"内伤"则以药物治疗为主，尤其是内服药物，根据病情需要，配合药物治疗常能收到事半功倍之效。

　　《黄帝内经》具体而详细地阐述了治疗原则。《素问·至真要大论》说："寒者热之，热者寒之，温者清之，清者温之……衰者补之，强者泻之。"《素问·至真要大论》说："从内之外者，调其内；从外之内者，治其外；从内之外而盛于外者，先调其内；而后治其外，从外之内而盛而于内者。先治其外，而后治其内。"指出了内治和外治的关系。伤患在外，脏腑不和，气血乱于内，视病情而决定内外治疗的先后或并用。

　　气为血帅，血为气母，气主煦之，血主濡之。气血旺盛则筋骨坚强。气滞血瘀是骨折病理核心，祛瘀生新是治疗骨折的重要手段，故宜活血化瘀为先。血不活则瘀不能去，瘀不去则骨不能接。活血与理气配合，调阴和调阳兼顾，是骨伤内治法的重要原则。

第四节　创新的临床治疗法则与方药

根据骨折愈合过程中的病理、生理特点和损伤的发展过程，再结合病人全身情况，以早、中、晚三期辨证的内外施治。

1. 临床早、中、晚三期辨症治疗法则

①初期即伤后 1 ~ 2 周内，由于筋骨损伤，气血受阻，瘀积不散，为肿为痛，其治疗法则：以活血化瘀，消肿止痛，行气通便为主。

②中期是在伤后 3 ~ 6 周内。虽损伤症状改善，肿胀瘀血渐趋消退，疼痛逐渐减轻。其治疗法则以健运脾肾，和营生新，调补气血。需养筋骨，接骨续筋为主。

③后期为损伤 7 周以后。瘀肿已消，但筋骨尚未坚实，功能尚未恢复，大伤大病之后，元气衰退。其治疗法则应以滋补肝肾，强壮筋骨，大补真元为主。

骨折损伤疾病的三期划分，是以其三个不同病理阶段为基础，不是绝对的。应结合患者年龄老幼、体质强弱、损伤轻重、受伤部位及伤之新旧，随机应变，灵活运用。

2. 骨折早期辨证的内服外用方药

《灵枢·贼风》说："若有所坠地，恶血在内不去，则血气凝结。"治疗针对"血气凝结"的病机，须兼顾活血化瘀行气通便，使用活血化瘀促进血行，消除瘀滞，疏通气机，使损伤初期的瘀血在体内，腹胀便秘，舌红苔黄，脉象滑数的伤患者，得到血活瘀祛，便通热泄，气行痛止的良好功效。经多年临床实践，总结自拟的损伤早期内服外用方药。

◎ **自拟内服损伤逐瘀汤**

　★方药组成：当归 20g，川芎 20g，红花 10g，桃仁 20g，生地

20g，赤芍 20g，枳壳 15g，柴胡 15g，牛膝 15g，桔梗 15g，元胡 15g，甘草 15g。

★服用方法：一日一剂，水煎日服三次，饭前每次 100~200g，成人量。

◎自拟内服活血行气通便汤

★方药组成：当归尾 20g，川芎 20g，桃仁 20g，木香 15g，柴胡 15g，枳壳 20g，香附 15g，大黄 10g，栀子 15g，泽兰 15g，丹皮 15g，甘草 10g，赤芍 20 g。

★服用方法：一日一剂，水煎日服三次，饭前每次 100 ～ 200g，成人量。

◎自拟内服损伤丹（院内使用方）

★方药组成：藏红花 50g，当归 50g，川芎 50g，丹皮 30g，赤芍 50g，泽兰 50g，血通 30g，玄胡 50g，柴胡 30g，枳壳 50g，生地 50g，牛膝 50g，栀子 50g，黄柏 50g，香附 50g，续断 50g，大黄 30g，血竭 30g，加皮 30g，桂枝 20g，羌活 20g，独活 20g，乳香 30g，没药 30g，木通 30g，三七 50g，麻黄 20g，苏木 30g，三棱 30g，莪术 30g，自然铜 50g，儿茶 30g，田七 50g，海马 30g。

★泡制方法：上药共为细末，制成丹剂、片剂、丸剂、酒剂均可。

★服药方法：日服三次，成人饭前每次吞服 6g，酒剂 50g。

★注意事项：儿童勿用，老年人慎用，产妇忌用。

★主治：损伤初期，各种骨折，软组织损伤之内服剂。

★功效：活血化瘀，消肿止痛，行气通便。

◎自拟外用损伤膏、外用损伤酒（院内使用方）

★方药组成：当归尾 50g，川芎 50g，红花 30g，赤芍 50g，泽兰 50g，枳壳 50g，乳香 50g，没药 50g，大黄 50g，栀子 50g，黄柏 50g，香附 50g，生地 50g，丹皮 30g，玄胡 50g，牛膝 50g，羌活 30g，姜黄 60g，冰片 50g，血竭 50 g，海马 50g，碎蛇 50g，三七

50g，土鳖50g，苏木50g，独活30g，桃仁50g，血通30g，干芙蓉叶50g，木香30g，白芷50g，续断50g，地肤子50g，白及50g，干野菊花50g。

★泡制方法：①膏药：上药共为细末，用凡士林30%，药粉70%，调配均匀而成药膏备用。

②药酒：上药共用60度白酒浸泡7日备用。

★使用方法：根据伤面大小，将膏药均匀摊在敷贴上，贴于伤面后，用绷带包扎患处。药酒使用：用此药酒涂擦或揉擦伤面。

★注意事项：皮肤病，皮肤过敏症，开放性损伤等勿用。

★主治：损伤初期，各种骨折，软组织损伤之外用膏、酒。

★功效：活血散瘀，消肿止痛。

3. 骨折中期辨证的内服、外用方药

各种骨折损伤经过初期阶段治疗，肿痛减轻，但瘀血化而未尽，筋骨虽续且未坚实。特别是损伤后，气血离经，正气耗损，经过初期活血化瘀的治疗，虚损之症日趋明显。临床表现多为营卫不和，脾胃虚弱，骨未连坚，关节不利等症。因此在治疗上，应以健运脾胃，和营养卫，接骨续筋的方药，以有利于断折的筋骨生长修复，调节脏腑经络功能，增强局部血液循环，改善新陈代谢，促进筋肉及骨折愈合的作用。故临床自拟了健运脾胃汤、接骨续筋汤加接骨丹片、酒剂等方治之。在治疗粉碎性、多发生骨折者，自拟跳骨丹服之疗效更佳。

◎健运脾胃汤（自拟内服）

★方药组成：黄芪30g，炙草15g，党乡30g，白术20g，茯苓20g，当归30g，川芎20g，陈皮20g，升麻10g，柴胡15g，淮山药20g。

★服用方法：一日一剂，水煎日服三次，饭前每次100～200g，成人量。

◎接骨续筋汤（自拟内服）

★方药组成：当归30g，川芎20g，田七15g，土鳖10g，玄胡15g，骨碎补30g，牛膝20g，续断20g，五加皮20g，独活10g，枳壳20g。

★服用方法：一日一剂，水煎日服三次，饭前每次100～200g，成人量。

◎接骨丹（自拟内服院内使用方）

★方药组成：接骨木50g，鸡蛋壳30g，南田七50g，碎蛇50g，海马30g，骨碎补50g，续断50g，自然铜30g，玄胡30g，牛膝30g，儿茶30g，川芎30g，当归50g，苏木30g，干螃蟹粉30g，红花30g，乳香50g，没药50g，制马钱子50g，枳壳50g，血竭50g，藏红花50g，桂枝30g，五加皮50g，独活30g，枳实30g。

★泡制方法：①上药共为细末，制成丹剂、片剂、丸剂。

②酒剂：上药用60度白酒浸泡7日后备用。

★服用方法：①每日内服三次，饭后每次6g黄酒吞服。

②酒剂每日二次，饭后每次50g。

★注意事项：儿童勿用，老年人慎用，产妇忌用。

★主治：各部各类骨折损伤。

★功效：祛瘀生新，接骨续筋。

◎跳骨丹（自拟内服院内使用方）

★方药组成：制马钱子50g，五珠钱50g，飞天蜈蚣50g，血竭30g，三七50g，碎蛇50g，自然铜30g，乳香50g，没药50g，梅片15g，枳壳50g，香附10g，苏木30g，黄精50g，熟地50g，白及50g，七叶一枝蒿30g，杜仲50g，续断50g，牛膝50g，接骨木50g，独活30g，羌活30g，藏红花50g，当归50g，川芎50g，肉苁蓉50g，骨碎补50g。

★泡制方法：①枳壳，马钱子共用童便浸泡49天，后长流水冲49天后，露49天再入药。

②五珠钱（汉代铜钱）用火煅7次，童便泡7次再入药。

③上药共为极细末，贮存备用。

★服用方法：成人每晚睡前用童便或黄酒吞服6g连服7次为一疗程（总量仅7次）。

★注意事项：儿童勿用，老年人慎用，产妇忌用。

★主治：各类粉碎性、多发性骨折。

★功效：促进骨痂生长，加速骨折愈合。

◎接骨续筋膏、酒（自拟外用，院内使用方）

★方药组成：当归50g，川芎50g，赤芍50g，香附50g，玄胡50g，郁金50g，生川乌30g，生草乌30g，生南星30g，生半夏30g，一枝蒿30g，接骨木50g，土鳖30g，骨碎补50g，马钱子50g，肉桂15g，桂枝30g，川牛膝50g，续断50g，羌活50g，独活50g，五加皮50g，防风50g，木瓜50g，麻黄30g，细辛15g，乳香50g，没药50g，威灵仙50g，三棱50g，莪术50g，苍术50g，黄柏50g，苏木30g，枳壳50g，白芷30g，白及50g，淮牛膝30g，儿茶30g，合欢皮30g，紫荆皮30g，木香30g，血通30g，碎蛇50g，肉桂30g，海藻30g，田七50 g。

★泡制方法：①膏药炮制：上药共为细末，用凡士林30%，药粉末70%，调和均匀成膏药备用。

②药酒泡制：上药共用60度白酒浸泡7日后备用

★使用方法：①根据伤面大小，将膏药均匀摊在敷贴上，贴于患部后用绷带包扎伤处。

②将此酒涂擦或揉擦患部。

★注意事项：①此膏药药酒只能外用，切忌内服。

②皮肤病皮肤过敏症、开放性损伤者等勿用。

★主治：骨折损伤中后期，风湿性关节炎，各种劳损退变等证。

★功效：接骨续筋，松解关节僵硬及韧带粘连，风湿性关节炎，骨关节病变等。

4.骨折后期辨证的内服、外用方药

骨折损伤耗损气血，早中期攻伐逐瘀虽已祛除，但气血渐亏，加之筋骨修复内动肝肾，久之则气血肝肾亏损，皮肉筋骨失养。因此骨折后期的治疗：宜补虚益损，调节脏腑功能，使气血旺盛以濡养皮肉筋骨，固本培元。笔者在大量临床实践中，总结自拟了滋补肝肾方、大补真元方、大力内壮丸、片剂养生酒等有效方药。经长期使用得心应手。

骨折损伤后期：由于气血运行不畅，或因阳气不足，腠理空虚，风寒湿邪滞留，或筋骨损伤日久，经络受阻，气血凝滞，造成筋骨冷痛，关节僵硬不利，肢体麻木不仁，局部肿痛，肌肤冷凉，天气变化，诸症加重者。笔者总结自拟了风寒湿痹丸、偏瘫丸、截瘫丸，配以雷火珠灸条，松解散积散，热敷熏洗等内服、外灸熏洗方药。临床疗效更佳。

骨折损伤中的开放性、烧烫伤、褥疮及长期不愈的创伤等。笔者自拟了生肌长肉膏之外敷，临床收到满意的疗效。

◎滋补肝肾汤（自拟内服方）

★方药组成：黄精30g，熟地30g，枣皮20g，淮山20g，丹皮15g，泽膝20g，茯苓20g，首乌30g，枸杞30g，肉苁蓉30g，杜仲30g，五加皮30g。

★服用方法：水煎日服三次，饭前每次100～200g，成人量。

◎大补真元汤（自拟内服）

★方药组成：人参30g，黄芪30g，白术20g，茯苓20g，麦冬30g，五味子10g，炙草10g，肉桂6g，黄精30g，熟地30g，当归30g，鹿茸10g，白芍20g。

★服用方法：水煎日服三次，饭前每50～100g，成人量。

◎大力内壮丸、片、酒（自拟内服，院内使用方）

★方药组成：龟板50g，鹿茸20g，虎胫骨20g，黄精30g，首乌50g，牛膝50g，杜仲50g，锁阳50g，熟地50g，仙茅50g，人参50g，白术50g，白芍50g，干姜10g，羌活15g，独活15g，肉

桂 10g，附片 20g，木瓜 50g，狗脊 50g，加皮 50g，续断 50g，鹿鞭 50g，补骨脂 30g，五味子 10g，淫羊藿 50g，当归 50g，川芎 30g，炙草 15g。

★炮制方法：①上药共为细末，蜜炼为丸剂、片剂。

②上药加冰糖 500g，用 60 度高粱酒泡 7 日备用。

★服用方法：①丸、片剂日服三次，饭前黄酒吞服 6 克，成人量。

②酒剂：日服二次，每次 50g，成人量。

★主治：骨折迟缓愈合或骨不连，骨关节退行性病变、股骨头坏死等症。

★注意事项：儿童勿用，老年人用量酌减，孕妇忌用。

★功效：气血虚衰，元气大伤，肝肾亏损等症。

◎养生酒（自拟内服，院内使用方）

★方药组成：何首乌 100g，黄精 100g，红参 100g，藏红花 100g，鹿茸 30g，杭白菊 100g，五加皮 100g，熟地 100g，锁阳 100g，杜仲 100g，茯苓 100g，五味子 50g，仙茅 100g，核桃仁 100g，冰糖 100g，大枣 100g，枸杞 100g，天麻 100g。

★泡制方法：上药共用 50 度高粱酒浸泡，7 日后备用。

★服用方法：供成人服用，日服二次，每次 50g。

★主治：大补精、气、神。

★功效：久服轻身延年，乌须黑发。

◎风寒湿痹丸（自拟内服。院内使用方）

★方药组成：制川乌 30g，制草乌 30g，制马钱子 50g，黄芪 50g，熟地 50g，当归 50g，白芍 60g，炙草 30g，川芎 50g，桂枝 30g，白术 50g，茯苓 50g，防风 50g，北细辛 15g，五加皮 50g，羌活 30g，独活 30g，威灵仙 50g，枸杞 50g，淫羊藿 50g，木瓜 50g，麻黄 30g，苍术 30g，黄柏 50g，知母 30g，勾藤 30g，鸡血藤 30g，僵蚕 20g，全虫 20g，千年健 30g，乳香 50g，没药 50g，白花蛇

100g，秦艽 50g，乌梢蛇 100g，牛膝 50g，续断 50g。

★炮制方法：①生川、草乌用生甘草同煮 4 小时后，取出晒干备用。

②生马钱子，用童便浸泡 49 天，长流水冲 49 天去皮毛后，露 49 天，晒干备用。

③上药共为细末，蜜炼为丸、片剂贮存备用。

★服用方法：供成人使用，日服三次，每饭后 6g。

★注意事项：儿童勿用，老年人酌减慎用，孕产妇忌用。

★主治：风湿性关节炎，骨关节痛，类风湿性关节炎，强直性脊柱炎，骨质疏松，椎间盘病变等。

★功效：祛风除湿，散寒止痛，肢体麻木，关节不利等。

◎偏、截瘫丸（自拟内服，院内使用方）

★方药组成：制马钱子 100g，白芥子 30g，菟丝子 50g，女贞子 50g，炮干姜 20g，鹿角胶 50g，鹿茸 30g，淫羊藿 50g，骨碎补 50g，人参 50g，首乌 50g，黄精 50g，熟地 50g，麻黄 30g，海马 30g，草薢 30g，虎骨 50g，桑寄生 50g，焦三仙 50g，独活 30g，肉桂 15g，龟板 30g，当归 50g，黄芪 50g，防风 50g，枳壳 30g，续断 50g，羌活 30g，杜仲 50g，三七 50g，碎蛇 30g，土鳖 30g，血竭 30g，白术 50g，川芎 50g，白芍 60g，炙草 30g，红花 30g，狗脊 50g，桂枝 30g。

★炮制方法：上药共为细末，蜜炼为丸，贮存备用。

★服用方法：供成人使用，日服三次，饭后淡盐水吞服 6g。

★注意事项：儿童勿用，老年人酌减慎用，孕产妇忌用。

★主治：中风后遗症，脑瘫，面瘫，偏瘫，截瘫等症。

★功效：活血化瘀，温阳通络，大补气血。疏理筋脉，生精益髓，滋补肝肾，健运脾胃，强壮筋骨等。

◎松解散积熏洗外用方（自拟外用，院内使用方）

★方药组成：麻黄 10g，桂枝 10g，赤芍 15g，羌活 10g，独活

10g, 五加皮 15g, 防风 10g, 白芷 10g, 地肤子 10g, 生川乌 10g, 生草乌 10g, 土细辛 6g, 当归 10g, 香附 10g, 丝瓜络 10g, 松节 10g, 威灵仙 10g, 生南星 10g, 苏木 10g, 桑枝 10g, 血通 10g, 千年健 10g, 昆布 10g, 海藻 10g, 陈皮 10g, 苍术 10g, 木瓜 10g, 甘松 10g, 牛膝 10g, 川断 10g, 木香 10g, 冰片 10g。

★炮制方法：上药共为细末，纱布袋装，每袋 100g。贮存备用。

★使用方法：将上药用适量开水泡于盆中，热敷熏洗患部，每日 1～2 次。

★注意事项：只能外用，切忌内服，皮肤病、外伤、创口勿用。

★主治：关节僵硬，韧带粘连，骨化性肌炎，功能障碍者。

★功效：骨折损伤后期，功能恢复之外用药。

◎生肌生肉膏（自拟外用，院内使用方）

★方药组成：当归 100g，黄芪 100g，白芍 100g，象皮 250g，白及 50g，大黄 50g，黄柏 50g，川楝 50g，石膏 100g，地榆 100g，血竭 150g，三七 100g，山慈菇 100g，乳香 50g，没药 100g，牛蒡子 50g，连翘 50g，麻油 1200g，鲫鱼 1000g。

★炮制方法：用麻油加温炸焦，鲫鱼即取，再加入各药煎至焦碎为度取出，用文火浓熬至深色，冷后贮存备用。

★使用方法：根据创面大小，膏药摊在敷贴上，贴于创面后绷带包扎，每日换药一次。

★主治：久治不愈的创口，溃疡、老烂脚、褥疮、烧伤、烫伤等。

功效：化腐祛瘀，生肌长肉。

◎雷火珠灸条（自拟外用，院内使用方）

★方药组成：麝香 20g，银珠 20g，冰片 50g，防风 30g，羌活 30g，独活 30g，桂枝 30g，乳香 30g，没药 30g，当归 30g，川芎 30g，钩藤 30g，僵虫 30g，全虫 30g，五加皮 30g，艾叶 500g。

★炮制方法：上药共为细末，用酒精适量调制成灸条备用。

★使用方法：将雷火珠点燃，在选定的穴位上熏灸。

★主治：风湿性疾病，虚寒性疾病，痉挛性疾病，疼痛性疾病。

★功效：除风解痉，温通经络，芳香镇痛。

第五节 创新的理伤原则及对人体器官的作用

损伤的发生，或外伤筋骨，或内损脏腑，气血凝滞，或于筋肉之间，或于骨缝之中，经脉受阻，气血不通，理伤手法对此有独到之处。这已被无数临床实践所证实。

手法作用于人体体表的特定部位，促进机体活动。可调节肌肉的收缩和舒张、促进损伤周围的血液和淋巴液循环，增加组织灌流量，有效地促进新陈代谢。即在局部通经络、行气血、濡筋骨，并通过经络的分布流注，影响到内脏及其他部位。

手法是一种物理刺激，使作用区引起生物物理和生物化学的变化，手法摩擦的机械能转化为热能，可以促进毛细血管扩张，增强局部皮肤和肌肉的营养供应。同时，轻揉手法可使紧张痉挛的肌肉放松，肌肉间的力学平衡得以恢复，局部组织的生理反应，通过神经反射与体液循环的调节。一方面得到加强，一方面又引起整体的继发性反应，从而产生一系列生理过程的改变，达到治疗效果。

新伤手法操作宜轻，陈伤手法操作稍重，手法轻时不宜虚浮，手法重时切忌粗暴，要求稳准有力，达到治疗目的。

对骨关节间微有错落不合缝或走筋、筋翻、肿痛强直者，可将受伤关节作一次或两次屈伸、旋转活动。其活动范围大致相当于该关节生理活动限度，这样有利于筋络骨节的舒顺，又不致引起新的损伤。

新伤局部血脉损伤，皮下出血肿胀较重者，可用两拇指的螺纹面或掌根部作按法，即可使肿胀消散，且有压迫止血作用。

四肢关节重症伤筋及邻近关节的骨折等，剧烈肿痛势必阻碍局部关节的活动。当肿痛渐消，骨折渐愈之时，可用理筋手法协助患者将关节徐徐屈伸并旋转，操作时应以不加重局部疼痛为宜，切忌猛烈屈伸，加重局部损伤和影响恢复。

1. 手法适应症

◆ 各部位跌打撅拧及闪挫扭伤，如腰扭伤，臀部跌伤，指关节拧伤等。

◆ 微动关节错缝，关节半脱位及滑膜嵌顿。如骶髂关节错缝伤筋，桡骨小头半脱位，腰椎小关节紊乱，髋关节，骨性滑膜炎等。

◆ 各种损伤后遗症：如骨折、脱位、伤筋后期出现的筋僵筋挛、筋粗、筋结、筋弛、筋粘连、筋萎、关节活动不利等。

◆ 慢性劳损性伤筋，如功能性腰痛，腰肌劳损等。

◆ 脊柱四肢关节退行性病变所引起的颈、胸、腰、腿及四肢关节疼痛，功能受限等。

◆ 胸部扭伤、闪挫及运动失常所引起的胸壁损伤。

◆ 伤后感受风寒湿邪的侵袭合并痹症、痿症者。

2. 手法慎用症

◆ 年老体弱，伴有心功能不全，严重骨质疏松等。

◆ 急性伤筋初期有较大血肿或仍有出血者。

◆ 孕妇，尤其是习惯性流产患者，怀孕的前三个月和后 3 个月时间。

◆ 骨折脱位固定期间，更换敷料间隙解除固定后的一段时间均慎用手法。

3. 手法禁忌症

◆ 凝血机制障碍与血管脆性增加，常出现皮肤、皮下及消化道、呼吸道等出血者。

◆ 局部有红肿、热痛、炎症反应，或肿物性质未定者。

◆ 皮肤破损或皮肤有传染性、化脓性病变者。

◆ 恶性肿瘤患者。

◆ 骨髓炎、骨结核及软组织钙化。

◆ 内伤胸腹及颅内出血未停止者。

按摩手法有舒通经络的作用：经络贯通身体内外上下，是人体气血运行经过联络的通路，也是内外环境联络的通路，因而它把机体内、外、上、下、表、里联成一个统一有机的整体。如外邪由表入里，必由经络传入脏腑，而脏腑有病，必然通过经络由里达表。经络失常闭塞不通，即发生病变。

按摩随着经络的顺逆方向，应用各种手法推按经络，点揉穴道，可使经络通畅，功能恢复。此外，也有应用按摩某部俞穴，经过经络传导来调整脏腑的功能。《素问·调经论篇》说："神不足者，视其虚络，按而致之，以通其经，神气乃平。"这就是运用按摩手法以舒通经络，从而达到治疗的目的。例如：当寒邪停于背部经络俞穴时，就要引起经络涩滞，发生疼痛。而应用经穴按摩后，就能产生温热，驱散寒邪，从而达到治疗的目的。

按摩手法有调和营卫气血的作用：营，主营养，而营与血又一起运行于血液之中。内经五脏六腑，外养四肢百骸，全身均无不受其营养。卫有捍卫、保护的意义，指人体具有抗病邪，起保卫作用的物质。而气的含义更广，系指人的真气，它不仅具有抗病邪和捍卫的作用。而且对于人本能起生化运动的作用。平时营、卫、气、血应保持平衡，循环不息地流传于身体各部。营、卫、气、血是身体内部的重要组成部分，维持正常的生理机能。如果营、卫、气、血发生了偏胜，偏衰或者循行受阻就将产生病变，导致各种疾病。

按摩时，应用各种手法如：补虚泻实，以祛邪扶正，使营、卫、气、血运行通畅，偏胜或偏衰得到平衡。例如《素问·举痛论》说："寒气容于背俞之脉则脉泣，脉泣则血虚，血虚则痛。其俞注于心，故相引而痛"。按之则热气至，心气外发躯散寒邪，使经络通而痛止，如配合足三里和内庭穴进行按摩，其效更佳。例如《医宗金鉴·正骨心法要旨》说："因跌扑闪失以致骨缝开错，气血凝滞为肿为痛，宜用按摩法。按其经络，以通郁闭之气。摩其壅聚，以散郁结之肿，其患可愈"。由此可知，按摩，确有使营卫气血流畅的作用。

有平衡阴阳，调和五行的作用：疾病的发生与阴阳失调五行失衡有关，阴胜则阳病，阳胜则阴病。《素问·调经论》说："阳虚则外寒，阴虚则内热，阳胜则外热，阴胜则内寒"。这是说五行偏胜或不足，便会引起各种错综复杂的疾病。所以祖国医学的治疗原则之一，就是平衡阴阳，调和五行（相对的）。在某些情况下，通过按摩就能达到此目的。例如：外邪侵于体表，而引起发热头痛，怕冷等症，是因为阳气不能卫外，而受外邪所制。此时以按摩手法在头背等部阳经上，用补法推、按、揉、摩，使人感到温热，微微缓汗，病就受解。又如：当水不能涵木的时候，表现出肝火过旺的症状（头痛、头眩、头胀、眼黑等）。这时按摩本着平肝原则，在肝胆经的穴位上（如风池穴），除用泻法以外，还应当补其母的办法。即在肾经的穴位上，采用补的按摩手法，以达到平衡阴阳，调和五行，使之能获得良好的疗效。

按摩对神经系统的作用：按摩是一种良性的物理刺激，其效就是通过神经系统反射的机制来获得的。经科学研究证明，按摩颈后方，背部上方和上臂近端时，可以反射性地引起颈部自主神经所支配的器官发生变化。根据这一论点，鼻咽部的某些疾病，也可采取按摩来治疗，因为按摩能放射性的影响颅腔的后部各静脉窦的血液重新分配。

不同的按摩手法，对神经系统的作用也不相同。其中一些手法，如提弹、叩击则可引起兴奋作用。另一些手法，如抚摩、揉则可引起抑制作用，即使用同一手法，但运用的方式不同，如手法缓急，用力轻重，时间长短等，其作用也截然不同。一般地说，缓慢而轻的手法有镇静的功效，急速的重的手法则起兴奋作用。因此，当经过剧烈和紧张活动后，为助其消除疲劳。常需要用轻的手法进行弱而缓慢的按摩，以促使皮层抑制和兴奋两个过程的平衡，恢复工作能力。

按摩所引起的神经兴奋，神经抑制和调节平衡的作用，不仅与手法种类和活动方式不同有关。而且与被按摩者神经类型和机能状态也有关系。这就需要按摩者在自己临床实践中遵循个别对待，辨证施治的原则，方能收到良好的治疗效果。

按摩对皮肤的作用：人体皮肤直接暴露在多变的、复杂的外界环境之中，是机体适应和防御系统体系的重要部分。因此，皮肤对人体的各个生活过程能产生一定的影响。

按摩首先作用于体表的皮肤能消除局部衰亡的上皮，改善皮肤的呼吸。有利用汗腺和皮脂腺的分泌，并使皮肤内产生一种类组织胺的物质，这种组胺能活跃皮肤的毛细血管和神经，使皮肤的毛细血管扩张，改善皮肤的营养，使皮肤润泽而富有弹性。通过按摩使皮肤的毛细血管扩张，从而血流量增多，皮肤温度相应增高，经实验测试，按摩后的皮温升高0.5～1.5℃。使机体活跃，避免活动伤害，按摩不仅局限于对被按摩区域的皮肤起作用，而且可借复杂的反射机制和按摩产生的类组胺进入血液循环，对机体其他系统器官，也能发生间接的有利于提高工作能力的影响。

按摩对肌肉的作用：根据现代的科学研究证明，按摩比消极性休息能更好地消除肌肉疲劳。按摩可以提高肌肉的张力和弹性，使其收缩功能和肌力增强，因而可以提高肌肉的工作能力和耐力。按摩作为一种机械刺激，除可反射性地影响中枢神经系统外，在一定程度上，还可以改变细胞原生质的黏稠度，从而影响细胞的胶质状感，同时动物实验证明，按摩预防肢体因废用而引起的肌萎缩。在临床实践中，我们通过一些外伤病例的治疗观察，也证明按摩不仅能防止或减轻肌肉萎缩，并能恢复其原有的形态和功能。同时，还观察到对游泳后所引起的肌肉僵硬、紧缩和酸胀痛，采用轻度的揉捏叩击按摩后，可以加速肌肉代谢产物的排除，能很快消除这些症状。通过按摩，能使肌肉中原来闭塞的毛细血管开放，因而被按摩的肌肉能获得更多的血液供应和营养物质，增强肌肉的潜在能力。

按摩对关节、肌腱的作用：按摩对关节、肌腱等运动器官，也有很大的影响。经过按摩，韧带的弹性可增强。关节周围的血液和淋巴循环更为活跃，从而能消除关节滑囊瘀滞，关节囊肿胀和挛缩的现象。按摩后，关节局部的温度上升，还可消除关节畏寒的感觉。这些作用都有利于减轻和消除由外伤而引起的关节功能障碍。在医疗实践中，按摩广泛应用于骨伤病人。它能消除因固定对关节、韧带、肌腱等的不良影响。按摩对于某些运动项目的运动员特别有益，如田径的投掷和游泳等项目，按摩能帮助运动员增大关节的活动幅度，又能治疗关节韧带过度牵拉而引起的损伤。

按摩对于血液和淋巴系统的作用：按摩能引起血液和淋巴流动的变化。通过神经系统的反射间接影响血液成分的改变。按摩能帮助静脉血管中血液的回流，可以引起周围血管的扩张，降低大循环中的阻力，能减轻心脏的负担，有利于心脏的工作。按摩能影响血液的重新分配。调整肌肉和内脏血液流量及贮备的分布情况，以适应肌肉紧张时的工作需要。按摩对血管系统的张力有一定的训练作用。这是经动物实验研究所证实的。按摩对血压的影响：按摩后能使收缩压下降 5～15 毫米汞柱。舒张压下降 5～10 毫米汞柱。按摩能直接挤压组织中的淋巴管，促使淋巴回流加快。有助渗出液的吸收。实验证明：在按摩的影响下，血液中的红细胞和血小板数目有所增加。贫血病人在按摩 1 小时红细胞数增加显著。以后又逐渐降低。按摩能引起红细胞、白细胞和血蛋白和数量的增多。并认为按摩是活跃间质细胞的刺激因子。根据对按摩的研究，发现按摩后的细胞的分类也有变动。其中淋巴细胞数有升高，而中性粒细胞比例相对地略有减少，但是绝对值没有降低。另外，白细胞的吞噬能力较按摩前提高 34.4%。

　　按摩对呼吸、消化和代谢的作用：按摩可以直接刺激胸壁或通过神经反射，而使呼吸加深。按摩能通过反射的机制，活跃消化系统的腺分泌作用，增强胃肠道的蠕动，从而改善消化机能。按摩对机体代谢机能的作用虽不甚显著，但据实验观察，在全身或腹部按摩后，能使氧的需要量增加到 10%～15%。并相应地增加了二氧化碳的排泄量，同时证明按摩增加尿量的排泄。

第六节 创新的理筋按摩手法

《医宗金鉴》说："夫手法者，谓以两手安置所伤筋骨，使仍复于旧也。"历代医家的按摩手法繁多，名称亦不统一。具体治疗时，需要采用多种手法互相配合。笔者经多年的临床实践，再结合全国著名的骨科专家郑怀贤老师、尚天裕老师的经验传授。现将临床实用的按摩手法总结整理。

1. 抚摩手法

以单手操作，以手掌或指腹贴放在皮肤上，轻轻地作来回直线形或圆形，或螺旋形的抚摩动作。要领是松肩，肘关节微屈，腕部维持伸直位，五指自然稍稍分开，用全掌或拇指腹或四指腹轻轻贴放在患部的皮肤上，摩动时发力在肩。由肩而肘而手，摩动时手不离开皮肤。动作要灵活，轻缓而柔和，使被按摩者有舒松的感觉，而这种感觉仅仅局限在被按摩区域的皮肤上。抚摩的力量要均匀，抚摩的速度可快可慢，应视病情的需要灵活应用。慢的每分钟抚摩 50 ～ 70 次，快的每分钟可达 150 次。其作用能使皮肤表层的衰老细胞脱落，改善皮脂腺和汗腺机能，恢复皮肤敏感性，缓解肌肉疼痛和紧张状态，有助于局部消肿、止痛和消除麻木。此外，对神经系统还有镇静催眠的作用。此手法应用在按摩的开始和结束时都可用，可视部位大小不同，而选择手形。在较大部位，如四肢，躯干可用全掌或四指指腹揉摩，在小部位，则可用拇指指腹操作。新伤第一二天或骨折后骨痂形成之前，就是只用抚摩。长时期包扎后，肌肉萎缩，感觉迟钝或麻痹，最适宜作这种抚摩，对表面皮肤的新陈代谢，消除皮下瘀血，止痒止痛等方面，都有显著的效果。

2. 揉手法

用手掌掌根或指腹（拇指指腹和四指指腹）贴于皮肤上，轻轻回旋的揉动。也可作与肌纤维纵轴相交的横向揉动。要领：不同部位，采用适当的手形。根据具体情况，力量可轻可重，频率可快可慢，组织受力可深可浅。揉动时的手指或手掌不移开。接触的皮肤应使该处的皮肤，随指或掌的揉动而移动。一般每分钟做60次左右。作用：消除外伤引起的肿胀和气血凝滞，促进血液淋巴畅流，也有缓和强手法的刺激和减轻疼痛的作用。于四肢躯干和头部等处，均可使用此法。尤其是外伤瘀血，凝滞经久不散，或腹部胀满，习惯性便秘，及腕部筋瘤，腱鞘囊肿等，都可用此法缓解病情或促使痊愈。

3. 捏手法

手掌自然伸开，四指并拢。拇指外展，成钳形，拇指和四指捏着被按摩肢体，不断地用力作对合动作。操作时，移动或不移动均可。要领：松肩垂肘，并保持一定的力量。用拇指和四指捏握肢体，五指齐用力作间断的对合动作。肌腱韧带用指尖捏，肌肉用指腹捏，频率每分钟50～60次。可促进萎缩肌肉张力的恢复，同时也可消除组织的肿胀和肌肉酸胀的疲劳感，缓解肌腱挛缩等。临床多应用于关节脱位、四肢骨折，尤其是陈旧性肘关节及指关节伤患者所致的功能障碍常用此手法。

4. 揉捏手法

手掌自然伸开，四指并拢，拇指外展，手成钳形，将掌心和各指紧贴于皮肤上，五指和掌心齐用力，作不移动的揉捏或直线形向前移动的揉捏，或螺旋形向前移动的揉捏。揉捏到一定的距离时，手掌不离开皮肤迅速抽回，如此反复进行。手法要领：揉捏用力在掌指和掌心上，动作要圆滑。力量大而深时，可达于骨面，应视病情的需要掌握用力的轻重。在操作上：有揉捏的动作，拇指圆形，揉的动作很明显，捏是五指一齐用力的动作，捏和揉的动作是同时发生的。手法作用：可使深部组织、血管和神经均受到良好的刺激，能松解深部的肌肉、肌腱、关节和韧带粘连。通经活血，使深部组织新陈代谢旺盛，是消除疼痛胀麻和散瘀的有效手法。揉捏多应用于肌肉劳损、风湿症和陈旧性损伤瘀血迟迟不散，凝滞久不宣泻，软组织内有硬块、硬条样病变，关节伤后肌腱和韧带紧缩和粗硬等。无论伤在四肢、关节或腰背部，均可用此法。

5. 一指禅推法

手握空拳，腕掌悬屈，拇指伸直，盖住拳眼，用拇指的指端罗纹面，或桡侧偏峰着力于体表上，运用腕部地来回摆动，带动拇指关节的屈伸活动，使功力轻重交替，持续不断地作用于经络穴位上，称为一指禅推法。动作要领：沉肩垂肘，上肢肌肉放松，腕关节自然悬屈，指实掌虚，即拇指端着实，其余四指及掌放松，使用力集中于拇指，做到着力于掌，发力于指，刚柔相济。临床应用：本法接触面积小，深透度大，适用于全身各部穴位。常用于头面、胸腹、腰背及四肢关节等处。具有舒筋活络，调和营卫及调节脏腑等功能。

6. 一指禅点揉法

通过腕部及掌指关节有节奏的摆动，使压力轻重交替地持续作用于机体的手法。点揉手法：五手指伸直，腕掌悬屈，拇指指端着力于病变部的体表上，运用指端用力作圆形式或螺旋式、由上而下点揉病灶部位，使之产生酸、麻、胀、痛感，手法方告成功。如梨状肌劳损，菱形肌劳损等症。动作要领：沉肩垂肘，上肢肌肉放松，腕关节自然悬屈，拇实指虚。即拇指端着实，其余四指掌放松。使作用力集中于拇指，做到蓄力于掌，发力于指，刚柔相济。本法接触面小，深透度大，适用于肌肉深部的结节状、条索样粘连等症。

7. 滚法

以手背部第五掌指关节为中心，贴在治疗部位上，掌指关节略为屈曲，然后进行腕关节最大限度的屈伸，及前臂旋转的协同动作。使产生的力持续不断，轻重交替地作用于治疗部位上，称为滚法。动作要领：肩关节放松下垂，肘关节屈曲离开躯干约半尺左右，各手指顺其自然，不能过度屈曲或伸直。操作方法：腕关节屈伸幅度要大，使掌背部分的1/2面积接触到治疗部位。掌背部近小指侧部分是着力点。宜滚动，不可移动或跳动。腕关节的屈与伸应保持相等均分的压力，以避免手背与体表撞击，每分钟120次左右。临床应用：滚法压力较大，接触面广，适用于颈、肩、腰、背等部，及四肢肌肉较丰厚的部位。具有舒筋活血，滑利关节，缓解肌肉痉挛，促进血液循环及肌肉疲劳等作用。

8. 搓法

两手掌自然伸开，五指并拢，对掌全掌紧贴于皮肤上相对用力，方向相反，来回搓动肌肉，搓必须用双手进行。要领：沉肩垂肘，两手合夹伤患肢体，作上下或前后往返的搓动。动作要轻快、协调，双手力量要均匀、连贯，频率一般要快，每分钟可达 150 ～ 200 次。应视伤情的不同确定手法的轻重。有使皮肤肌肉松弛，血液畅流，促进组织代谢，消除肌肉酸胀疲劳，提高皮温和肌群的工作能力。应用在四肢胸部和腰背部的肌肉，以及肩、膝关节等多用搓法。它常在按摩后阶段应用。搓的特点：在于连贯性强。在腰背和臀部应用时，一次操作常要持续 2 ～ 3 分钟。这个手法对按摩的医生要求很高，负荷特重，初学者较难熟练掌握，因此，平时应加强训练。

9. 摩擦手法

手掌自然伸开，五指伸直并拢，全掌紧紧贴于皮肤上，作直线形或回旋形的摩擦，也有用拇指指腹做的。要领：先摩动，然后再擦，操作时，手掌要紧贴于皮肤上，摩擦时力量要大而均匀。以肘带手，腕固定不动，垂肘而擦，力达于深部。动作要迅速、利落、灵活和连续不断，使肌肉皮肤有热舒感。对组织是一种强有力的良性刺激，能兴奋肌体纤维和神经，摩擦后，局部产生大量的热，能提高局部温度，加强血液淋巴液的循环，调整血液重新分配和改善组织营养等，多应用于腰部和肌肉丰满部位。对肌肉麻痹萎缩慢性劳损的酸痛和风湿痛等，用此手法效果很好。

10. 推压手法

手掌自然伸开，四指并拢，拇指外展，手成钳形，以手的掌根和小鱼际侧（小指侧）紧贴于皮肤上，作直线向前的推压。在脊柱上，是用两拇指成八字形，沿脊柱两侧推压。要领：推压腰痛时，最好取弓箭步姿势，要求扎根在足，发劲在腿，主宰在腰，形于手指。操作方法：沉肩垂肘，塌腕，手紧贴皮肤有节奏的作间断地一推一压，或不间断的推压同时并举，缓缓向前推动。推动时不宜过快过猛。推压至一定距离时，将手撤回，撤手动作缓如抽丝，如此重复进行。在四肢作推压时，虚症向心性，实症离心性，运动按摩则是向心性。一般来说，静脉主要分布在阴面，阳面则多为动脉的分布区，所以，推压手法在阴面是向心性的，在阳面则为离心性的。在脊柱上推压的方向，是由上而下分别在左右两侧进行，在腹部是从上到下，且要求动作柔和轻缓。此手法有消散积气、散发瘀血、舒筋活血、消肿止痛等作用。应用于消除腹部胀满，腰部疼痛，四肢肌肉疼痛和瘀血肿胀等证。

11. 摇晃手法

一手握着关节近端肢体，另一手握着关节远端肢体，作回旋转动或屈伸运动。

（1）手指及指关节：一手握着患肢手掌，另一手捏着患指指尖，作屈伸和回旋运动。

（2）肘关节：一手握着患肢的腕部，另一手托着肘关节后部，然后使前臂旋后，同时屈肘，待屈至一定程度后，再伸肘。

（3）肩关节：一手握患肢肘部，使手臂伸直，另一手按着近侧肩头以固定，作肩臂的环绕旋转运动。

（4）颈部：一手扶按病人枕后部，另一手扶托下颌部，轻轻地作左右旋转。或作前俯后仰的屈伸运动。待肌肉放松适应后，突然用力，向患侧扳动，用力不能过大，然后按照前法向对侧扳动一次。此法常与正常手法中的端法配合应用。

（5）髋关节：一手握踝关节上部，另一手按于膝关节上部，膝关节始终保持屈成锐角，作内向外或由外向内的运动。使髋关节旋转。

（6）膝关节：一手握小腿下部，另一手支持着膝关节，作向内或向外的旋转摇晃，屈伸运动。

（7）踝关节：一手握小腿下部，一手握足做旋转运动。要领：以关节功能活动最大范围，作伸屈旋转等摇晃等动作。活动幅度由小渐大，以不超过其生理活动范围，动作要和缓有律。作用于松解关节滑膜、韧带关节囊的粘连和皱缩，灵活关节。尤其是关节功能障碍、强硬等情况下，用此手法，极其有益于关节功能的恢复。多用于四肢关节，但应根据关节活动范围作不同幅度的摇晃。不可用力过猛。一般的关节酸软痛，陈旧性损伤和功能障碍等都可用。但损伤重者或新伤后不能用，尤其关节附近骨折和关节脱位等更不能用。颈部的摇晃最后的扳动手法，始终是向患侧扳。膝关节的摇晃如伤在膝外侧，则向内摇晃，反之则向外摇晃。

12. 抖动手法

（1）腕部：两手握腕关节上部，病人的手下垂，作轻轻上下的柔和抖动。

（2）肘部：一手握病人的手，另一手握着肘关节上部，病人微微屈肘，缓和地作左右或上下方向的抖动。

（3）肩部：一手按肩峰部加以固定，另一手握患肢的手向下牵直，并轻轻抖动肢体。

（4）腰部：医生和病人相互背对背，肘挽肘地由医生背起来，医生的背部抵在病人的腰部，作左右摇晃后的上下抖动。此外，也可让病人俯卧，双手上举紧握按摩床前沿，医生位于足端，双手握小腿下部，在牵拉下，作上下抖动。

（5）髋部：病人取仰卧或俯卧姿势，医生双手握着踝部提起下肢抖动。

要领：病人的关节要放松，肌肉松弛，医生用巧劲而不用猛力，抖动的幅度渐增，不使其有难受的感觉。本手法，有松弛肌肉骨节，加宽椎间隙有利于椎间盘突出物的还纳和解脱小关节突移位，缓解伤后所引起的关节功能障碍等作用。多应用于四肢关节，常与摇晃手法，一道应用。以取得协同的效果。

13. 提弹手法

根据部位的不同需要，用拇、食、中三指或拇指与其余四指，将肌肉或肌腱提起。然后，当放开时用手指一弹（拟提弹弓弦）。要领：抓着肌肉或肌腱，提弹时要有力而迅速，快提快放，具体应用时，可单作提而不放，也可单作弹而不提，继而拨动的手法，并且拨动的手指应在肌腱的中间部位。能强烈地刺激神经、肌肉和肌腱。有助于使紧张的肌肉放松，促进血液畅通，恢复神经感觉，强健萎缩的肌腱。多适用于胸锁乳突肌、斜方肌、三角肌、胸大肌、背阔肌，肱二头肌、股直肌、比目鱼肌，腓肠肌和跟腱等的劳损紧缩和麻痹、萎缩，以及坐骨神经痛等病变。

14. 振动手法

手掌贴于皮肤上，另一手握空拳，有节奏地击打贴于皮肤上的手背。要领：击打力量应较重，使被按摩者觉得内部有被振动的感觉。击打的频率应随击打的力量而改变。轻者快，重者慢，但力量不宜过重，以达到肌肉层为宜。一般每分钟60次左右。有能间接振动深层组织和内脏各器官，顺理气血，消除闷气，凝滞等作用。多用于胸背部深层组织的损伤和头部损伤。

15. 叩击手法

是用手指指尖或握成空拳叩击肌肉的一种按摩手法。根据手形的不同，可分为：

（1）空拳盖击：以各指中节指背和掌底部叩击肌肉。

（2）空拳竖击：手握成空拳状，与盖击手法相似，便在叩击肌肉时，是以手的侧方（小指侧）锤击，与肌肉接触面较空拳盖击小、振动组织较深而重。

（3）指尖叩击：各指略为分开，并微屈手指指关节，用指尖叩击。

（4）掌侧击：两手各指伸直，并自然地微微分开，以手的侧方叩击肌肉。

（5）拍击：以手指或手掌在肢体上，作有节律的轻轻拍击动作，用单手或双手操作均可。要领：空拳盖击、竖击和掌侧击，多以双手进行，指尖叩击和拍击则常用单手操作。手法动作应轻松、协调，并有节奏，手腕应灵活而不僵硬。手法力量要均匀，由轻到重，不可用猛力，快慢要适中。空拳盖击，指尖叩击和拍击发力左腕，空拳竖击和掌侧击发力在肘。五种手形的用力，以掌侧击最重，拍击和指尖叩击最轻。此手法能使肌肉受到较大振动，有兴奋肌纤维神经的作用，消除因伤而引起的瘀血凝滞，促使血液循环畅通，消除疲劳、酸胀和神经麻木。在腰部、臀部、腿部等肌肉肥厚的区域，多用空拳盖击，竖击或掌侧击。胸、背部用拍击，头部用指尖叩击。

16. 按压手法

用掌根和掌心紧紧地贴在肌肤上，用较大的力量向下按压，用单手或双手重选操作。要领：躯干稍向前倾、沉肩、伸肘，充分塌腕，手紧紧按贴于皮肤上，用力由轻到重，逐渐增加，需要时可借助按摩者的体重旋压于患部。按压频率有两种：一种慢速间断法，频率慢、力要足，有间歇。每分钟约作20次，重复次数不宜过多，每次作1分钟即足。另一种快速连续法，发力连贯，频率快，每秒钟2～3次，持续30秒至1分钟，力达深部。此外，还可用双手重叠紧紧贴按腰部，做较大幅度地来回压晃，能帮助轻微移位的骨骼还位。适用于腰骶部外伤，如对腰椎间盘突出、小关节突轻微移位以及骶髂关节轻度错缝等病例，常用此手法。

第七节 创新的经穴按摩手法

1. 经穴按摩概述

经穴按摩又叫穴位按摩、点穴按摩、指针按摩和指针疗法等。它是运用一定手法，作用于经穴，引起应答性反应，达到防治伤病的目的。其理论基础和配穴方法，与针灸疗法基本相同。所不同的是，以手指运用适当的力量和各种手法刺激穴位，使之疏通经络，调整气血。故医者对经络穴位应当熟悉，不可不通。《黄帝内经·灵枢·本论篇》说："凡刺之道，必通十二经络之终始。"因此，要掌握经穴按摩，除学习手法外，还要熟悉经脉起止部位，循行方向，相互衔接和常用穴位的主治等，才能运用自如，取得良好的效果。

2. 经络学说概述

经络学说是中医学理论的重要组成部分。它指导着有数千年历史的中医临床实践，引起古今中外医学界的重视。经络是存在的。它与体液、神经系统等有着密切的关系。其实质至今尚在探索。这里只讲中医学的经络学说中与经穴按摩有关的一些基本知识。

经络的基本内容：包括十二经脉、十二经别、十二经筋、奇经八脉、十五络脉以及难以计数的孙络等。其中十二经脉为主体。其余均为分支，或其所属络的部分。它们内联脏腑，外络肢节，布满全身，是营卫气血，调节运行途径，形成一个周而复始的有机的循环系统。

十二经脉中，属脏络腑的为手或足三阴经。属腑络脏的为手或足三阳经。手三阴经，从胸走手；手三阳经，从手走头；足三阳经，从头走足；足三阴经，从足走胸腹。十二经脉循行开始于肺经，继而依次交于：手阳明大肠经、足阳明肾经、足太阴脾经、手少阴心经、手太阳小肠经、足太阳膀胱经、足少阴肾经、手厥阴心包络经、手少阳三焦经、足少阳胆经、足厥阴肝经。然后再复位位于太阴肺经。依次循行。人体一旦有所伤病，则营卫气血循行的通络受阻，即脏腑与体表之间的联系受阻，往往在经络通路上，出现敏感点，压痛点。因此：脏腑、经络在生理上、病理上是息息相关的，在诊断上也提供了重要参考。

经穴，又叫输穴（或腧、俞穴）。它包括十四经穴（十二经穴和任督脉穴位）。经外奇穴，阿是穴和新穴，是经络之气交会输注的部位。经穴按摩和针灸一样，依靠对穴位的刺激唤起机体的应答反应。疏通经络，使之阴平阳秘，气血调和，以达到治病的目的。

郑怀贤教授伤科临床经验丰富独特。这些穴位具有恒定的部位，和一定的主治作用。在中医文献中，尚无记载，亦无名称。在临床治疗中，确实有良好效果，这是郑教授数十年来，临床工作的经验穴位，值得很好推广应用。

这些穴位通过临床实践，对每个穴位，按其解剖学部位特点，指针感和主治等进行整理，以及与相邻的穴位关系等来命名的，位置与其他经穴新穴均不相重复。

这些穴位的所在，均有一定规律性，如多在肌束之间，或肌肉与肌腱交接处，或肌肉的起止点，或神经干和神经分支出没的部位，或骨的内外边缘等。其中有的虽不在十四经脉所过之处。但是，具有共同的解剖学特征。另外在取穴时，有的穴位表浅，一触即得，有的须用指端避开血管，甚至达肌肉间隙的深部。医者指下，有几种不同型的异常感。如棱形、条索状、棉垫样或圆珠滚动等特殊感觉。病人除有发麻胀痛等自我感觉外，还有肌肉收缩或神态的微细变化。

3. 伤科经验穴位

◎头部（单侧共10）

◆ 鬓角　定位：太阳穴直上1寸。近发际边，此处为颞肌前缘，分布有面神经和三叉神经。手法：按、掐。指针感：同侧面颊和头部胀。主治：面神经麻痹，头痛。

◆ 耳上　定位：耳根最高点直上1寸，或曲宾穴直上、平悬厘穴处，就是本穴。此处为颞肌后部，皮下有耳颞神经分布。手法：按、掐。指针感：同侧头部，面部胀。主治：项强、面部麻痹、偏头痛。

◆ 耳垂前　定位：耳垂根部向前一横指，或下关穴与颊车穴连线中点，就是本穴。此项为咬肌后部，分布有面神经。手法：按。指针感：同侧颌面胀，唾液分泌增加。主治：下颌关节功能紊乱、口噤不开、牙痛。

◆ 颞乳　定位：颞乳突部，胸锁乳突肌的后缘。或翳风穴后一横指，就是本穴。此处为胸锁乳突肌与头夹肌之间，布有枕小神经。手法：轻、按。指针感：同侧头枕部和颈部胀。主治：项强，头痛。

◆ 耳垂下　定位：耳垂根与颊车穴连线的中点，就是本穴。此处为胸锁乳突肌上端前缘，分布有腮腺面神经。手法：轻按、揉。指针感：下颌部胀，主治：咬肌痉挛、下颌关节功能紊乱。

◆ 池旁　定位：颞乳突隆突点与翳风穴连续中点，或风池穴前1寸，偏上3分，就是本穴。此处为斜方肌与胸锁乳突肌上端，分布有枕小神经。手法：按。主治：偏头痛，落枕项强。

◆ 双灵　定位：百会穴前处（45度）1寸处，就是本穴。此处为头皮和指状腱膜。手法：按。指针感：同侧头部、眼腔胀。主治：头昏、头痛、脑震荡后遗症。

◆ 府外　定位：枕后粗隆与风池穴连线中点。或风府穴旁开1寸，就是本穴。此处为斜方肌上部的起端，布有枕大神经。手法：推。指针感：头颈部及向下可反应肩颈部胀。主治：头昏头痛，项强。

◆ 隐池　定位：风池穴直下1.5寸，略偏后，就是本穴。此处为斜方肌上部外缘，深层为头夹肌。手法：按。指针感：头背胀。主治：头痛、落枕、项强。

◆ 别天　定位：胸锁乳突肌中上三分之一交接处的后缘，或天庸穴与天窗穴之间，就是本穴。手法：按。指针感：同侧头颈部胀。主治：项强、斜颈。

◎ **上肢（单侧共18穴）**

◆ 肩三对　定位：从颈根（颈肩交界处的横纹）到锁肌肩峰端分作三

等分。每等分之中点，分别向前后各 1 寸处，就是本穴。共三对。手法：单穴用按、弹前后对应两点对掐。指针感：同时肩颈部和耳后，头部颞乳突部胀，还可反应至胸部和三、四、五指胀感。主治：肩周炎、落枕、颈椎痛、胸部迸挫伤。

◆ 冈下 1　定位：肩胛冈中内三分之一交接处，向下 1 寸凹陷中或风穴下 1.5 寸，再向内 5 分处，就是本穴。此处为斜方肌与三角肌后份，其深层有冈下肌，分布有副神经和肩胛下神经。手法：按、弹。主治：肩周炎、肩背部外伤性疼痛和功能障碍。

◆ 冈下 2　定位：肩胛冈中外三分之一交接处。向下 1.5 寸，或臑俞穴与天宗穴连线中点向外 5 分，就是本穴。此处为三角肌后部的终点，深层为冈下肌和小圆肌分布有腋神经，与肩胛上神经的分支。手法：推、揉。指针感：同侧肩颈部胀，可反应到手掌和小指。主治：肩周炎、肩胛部和肩关节软组织损伤。

◆ 肩背　定位：自腋后缝尽头，向肩峰方向直上 1 寸，或肩髎穴与肩井穴连线的中点，就是本穴。此处为三角肌、大圆肌和背阔肌，分布有肩胛上神经和胸背神经。手法：运、推。指针感：肩关节胀，可反应到四五指胀。主治：肩周炎、肩关节损伤及其后遗症。

◆ 肩喜　定位：肩胛骨喙突外 1 寸，或中府穴外开 1.5 寸处，此处浅层为三角肌的前份，深层为肱二头肌，分布有腋神经和肌皮神经。手法：推、拿、运。指针感：肩关节和胸部有胀感。主治：肩周炎、肩部和上臂损伤、胸部迸伤。

◆ 肱双　定位：肱骨外上髁直上 6 寸，或天府穴外后 3 寸，本穴分内外对应两点，外侧点为肱三头肌外侧头，分布有桡神经。内侧点肱三头肌内侧缘分布有尺神经。手法：取穴时手臂外展，内外两点可用对合法，外侧点可用掐法，内侧点用弹法。手法宜轻，切勿过重，以免损伤神经血管。指针感：触电样感觉，从上臂放射到手指。主治：肩背损伤后遗症，臂部麻痹，肱二头肌、肱三头肌拉伤。

◆ 上泽　定位：尺泽穴直上 1 寸，向外 2 分，或肘横纹桡侧头向上 1

寸凹陷处，就是本穴。此处为肱二头肌和肱桡肌，深层有桡神经。手法：肘关节屈曲约90度取穴。用按、掐。指针感：前臂和拇食指如闪电样发麻。主治：肘关节功能障碍，前臂旋转功能障碍。

◆　**泽间**　定位：桡骨小头掌侧面，或尺泽穴与曲泽穴连线的中点，再向下5厘米，就是本穴。此处浅层为肱二头肌和肱桡肌，深层为肱肌分布有桡神经。手法：前臂旋后位取穴，推。指针感：前臂桡侧胀麻，还可向拇、食、中指放射。主治：肘关节和前臂损伤及其功能障碍。

◆　**桡颈**　定位：桡骨颈的桡侧缘，或手三里直上1寸，略向前三分，就是本穴。此处为桡侧腕伸长短肌之间，深部为旋后肌，分布有桡神经深支。手法：取前臂中立位，挂。指针感：手腕部酸胀。主治：前臂损伤及其功能障碍，前臂骨折引起缺血性肌挛缩。

◆　**肱鹰**　定位：拱手取穴，尺骨鹰咀末端与肱骨外髁连线，中后三分之一交接处就是本穴。此处深层为肱三头肌桡侧缘和肘关节的关节囊。手法：拱手取穴（上臂外展肘关节屈曲）。两手相合，按、掐。指针感：局部胀麻，并可向手指放射。主治：前臂屈肌挛缩，前臂旋转功能障碍。

◆　**前正**　定位，肘横纹中点直下2寸，或曲泽穴下2寸，就是本穴。此处有旋前圆肌，分布有正中神经。手法：深掐。指针感：前臂掌侧酸麻。主治：肘关节损伤及功能障碍。

◆　**筋舒**　定位：掌面内关穴直上2寸，或腕横纹直上4寸，桡骨之尺侧缘，就是本穴。此处有肱桡肌和桡侧腕屈肌。手法：掐，并可与对侧的三阳络穴对掐。指针感：前臂和手指胀。主治：前臂部和腕肌肉痉挛。

◆　**谷下**　定位：手背面，第二掌骨中下三分之一交接处，靠桡侧缘，或合谷穴下1寸，就是本穴。此处有掌骨间背侧肌分布有桡神经浅支。手法：掐。指针感：手掌及一二指麻。主治：腕关节、手掌一至二指关节功能障碍、头痛。

◆　**上渚**　定位：手背第四五掌骨间中点，或中渚穴上5分就是本穴。此处有第四五掌骨间背侧肌和尺神经手背支。手法：掐，与上府穴可作对掐。指针感：掌及第四五指胀。主治：掌心热，手麻木，手不能握物，掌指关节挛缩。

◆ 上府　定位：与上渚穴相对应的掌侧，或少府穴5分，就是本穴。手法：掐，并可与上渚穴对掐。指针感：局部胀和热感。主治：掌指关节功能障碍。

◆ 伸指　定位：手背面，第三四掌骨间，平中渚穴，就是本穴。此处有第三四掌骨间背侧肌，分布有尺神经。手法：掐。指针感：手掌第三四五指麻。主治：掌指关节挛缩、掌前筋膜挛缩。

◆ 列缺上　定位：桡骨茎突上1寸，或列缺上5分，就是本穴。此处为伸拇短肌、外展拇长肌和肱桡肌，分布有桡神经浅支。手法：掐、揉。指针感：局部及拇食指胀。主治：拇、腕、肘关节功能障碍、桡骨茎突狭窄性腱鞘炎。

◎躯干（单侧共7穴）

◆ 胸锁　定位：胸锁关节处下端，锁骨下凹陷中或俞府穴内5分，就是本穴。此处为项阔肌、胸大肌起点，分布有肋间神经前支。手法：按。指针感：同侧胸部胀。主治：肋间肌损伤或肋间神经痛。

◆ 胸肋　定位：胸骨外侧缘平第三肋骨下缘，或紫宫穴神藏穴，连线中点再下2分，就是本穴。此处浅层为胸大肌，深层为肋间肌，分布有肋间神经前支。手法：轻按。指针感：同侧胸部胀。主治：胸部迸伤、肋间神经痛。

◆ 胸剑　定位：胸骨剑突外上1寸，相当于第七胸肋关节下缘，就是本穴。此处为腹直肌前壁，与该部腱膜相续之处，深层为腹直肌，分布有肋间神经前支。手法：按、揉。指针感：同侧下胸部胀。主治：下胸部损伤性疼痛、胃胀气。

◆ 背胛　定位：肩胛下角直上3寸凹陷中，或天宗穴内上5分处，就是本穴。此处为冈下肌与小圆肌之间。手法：揉、弹。指针感：同侧背部胀。主治：损伤性肩胛、背部疼痛。

◆ 十椎旁　定位：第十椎棘突旁开，一横指，或筋舒穴与中枢穴连线中点，旁开一横指，就是本穴。此处浅层为腰背肩膜，深层相当于棘肌和最长肌之间隔处。手法：按、掐、推。指针感：上腰段如背部胀，可反应到下肢。主治：损伤性腰背痛。

◆ 骶间　定位：第二骶椎棘突旁开1寸，或上骶与骶连线中点，此处浅层为腰背筋膜，深层是骶棘肌起点，分布有腰神经后支。手法：按、弹。指针感：腰骶胀，并可放射到大腿。主治：骶棘肌附着处损伤、腰腿痛。

◆ 髂脊　定位：髂脊前正棘，再上二横指，就是本穴。此处为腹肌附着点，分布有腹股沟神经。手法：按。指针感：同侧腹股沟、髋部胀。主治：腹股沟韧带拉伤、髋部痛。

◆ 髂腰　定位：在髂后上棘后上缘，平第五腰椎棘突处，大肠俞向外斜下约一横指处，就是本穴。手法：按、掐、压、揉。指针感：局部及同侧臀部胀，偶有腹胀感，到下肢或足跟。主治：腰部疼痛，骶部和腿部疼痛。

◆ 骶角　定位：骶尾骨交接处旁开经一横指就是本穴。手法：卧位，按、掐、压、揉。指针感：同侧臀腿胀。主治：下腰臀部和腿痛。

◎下肢（单侧共19穴）

◆ 臀池　定位：侧卧位，微屈髋，环跳穴与股骨大粗隆，连线中点直上1.5寸，或髂前上棘，与坐骨结节连线中点就是本穴。此处为臀中肌和臀小肌。手法：按。指针感：大腿后部胀，并可放射到小腿。主治：腰腿痛、腿部肌肉拉伤、坐骨神经痛。

◆ 臀边　定位：臀横纹外侧端，或承扶穴处外2寸，就是本穴。此处有臀大肌和股二头肌，分布有股外侧皮神经和臀下肢神经。手法：按、弹、拨。指针感：同侧臀部胀，可反应到大腿。主治：大腿和膝关节部肌肉伤。

◆ 股角　定位：急脉穴与冲门穴连线中点或仰卧大腿外展15度，微外旋，腹股沟韧带中间内三分之一交界处，向下2寸，就是本穴。此处为缝匠肌和腹直肌，分布有股神经。手法：按、掐。指针感：向下可放射到下腹部，向下可反应到大腿前面，小腿内侧面和外侧缘胀麻。主治：骑士腿、腹部软组织损伤。

◆ 健骑　定位：耻骨结节直下4寸，或五里穴内1寸，再向下1寸，就是本穴。此处为耻骨肌，内收短肌，内收大肌。分布有闭孔神经。手法：按、掐。指针感：局部胀痛，可反应到股外侧胀痛。主治：骑士腿、内收肌拉伤。

◆ 内风市　定位：在大腿内侧风市穴的对应点，就是本穴。此处为股薄肌和内收肌，分布有隐神经。手法：按、掐。指针感：局部和膝关节胀。主治：膝关节损伤、膝关节痹症、大腿内侧软组织拉伤。

◆ 腘池　定位：腘窝横纹中点上1寸，或委中穴上1寸，就是本穴。此处为腘窝，分布有胫神经。手法：按。指针感：局部麻胀，并可放射到小腿和脚趾。主治：腰腿痛、膝关节损伤综合征、膝关节痹症。

◆ 膝髎　定位：屈膝，髌骨上缘向上一横指或梁丘穴下1寸，就是本穴。此处有股外侧肌和髂胫束。手法：掐、按。指针感：膝关节和小腿外侧胀。主治：膝关节损伤综合征、膝关节屈伸不利、膝关节风湿痛。

◆ 膝海　定位：血海穴向后1.5寸，或股骨下端内侧就是本穴。此处缝匠肌和股薄肌，分布有隐神经。手法：掐。指针感：局部和膝关节胀。主治：膝关节内侧软组织损伤、膝关节痹症、大腿旋转功能障碍。

◆ 膝灵　定位：委中内开1.5寸，再直上1.5寸，或腘横纹内侧头直上1.5寸就是本穴。此处为半腱肌，半膜肌。手法：按。指针感：局部酸胀。主治：膝关节肿痛，下蹲困难。

◆ 腘舒　定位：委中穴下1寸，或腘横纹中点下1寸，就是本穴。此处有腓肠肌的内侧头分布上有胫神经。手法：按。指针感：麻木感可放射到足趾。主治：跟腱劳损，腓肠肌痉挛。

◆ 腓隆　定位：承山穴直上1寸，或小腿后面最隆起处，就是本穴。此处为腓肠肌和比目鱼肌。分布有胫神经。手法：按。指针感：小腿后侧强烈胀感。主治：小腿后群肌肉疲劳、痉挛、跟腱劳损。

◆ 康跖　定位：承山穴下约4寸处，或腘横纹终点与跟骨结节连线的中下三分之一处，就是本穴。此处为跟腱和胫后肌。手法：按。指针感：胀麻感，放射到足趾。主治：跟腱劳损、跖痛症。

◆ 跟外　定位：跟腱附力点外侧缘，向前一横指或昆仑穴直下一横指，再向后2分，就是本穴。手法：掐。指针感：局部胀痛。主治：跟腱周围炎。

◆ 跖内　定位：足底内侧缘的中点就是本穴。此处为蹈展肌，分布有足底内侧神经。手法：掐。指针感：局部胀感。主治：头痛，头昏。

◆ 跖外 定位：足底外缘的中点，就是本穴。此处为跖外短屈肌，分布有足底外侧神经。手法：掐。指针感：局部胀。主治：头痛，头昏，头胀。

◆ 足背 定位：足背面第三四跖骨间平太冲穴就是本穴。此处有骨间肌、蚓状肌和跖间肌。手法：掐。指针感：局部胀感。主治：足跖麻木。

◆ 胫中 定位：内踝尖与胫骨内踝连线的中点或痛骨穴上 5 分，就是本穴。此处为比目鱼肌，跖长屈肌和胫骨后肌，分布有胫神经。手法：用第二至五指沿胫骨内缘上推。指针感：胀麻感自小腿内侧。上至膝关节下至跗指。主治：胫骨疲劳性骨膜炎、膝关节损伤综合征，髌骨劳损。

◆ 跟内 定位：大溪穴直下 5 分，或内踝尖后下 5 分的凹陷中，就是本穴。此处有跖管。手法：掐，可和跟外穴对掐。指针感：局部胀。主治：跖管综合征。

◆ 踝中 定位：解溪穴外上一横指，或踝关节横纹中点向上 1 寸，偏外大筋，就是本穴。此处为趾长伸肌腱。分布有腓神经。手法：按、掐。指针感：五足趾胀麻。主治：腓总神经损伤足下垂，四五趾麻木。

4. 经穴按摩手法

经穴按摩手法多种多样，根据作者的临床经验，把它归纳成按、摩、推、拿、分、合、揉、掐、念、压、运、搓等十二法。常用的有按、摩、推、拿、分、合、揉、掐等八个手法。此外，念、压、运、搓等四法，因与第九章按摩手法基本相似在此不再重述。由于手法不同，操作时手形也各异。共基本手形归纳为七种。

◆ 第一种手形：四指屈曲拇指伸。就是拇指伸直，其余四指，向掌心屈曲成半握拳状，常用拇指指腹作按、摩、分、合、推、揉、运等手法。

◆ 第二种手形：拇指分开虎口圆。是拇指伸直，余四指自然分开，拇指下塌用其指腹作按、摩、分、运、推等手法。

◆ 第三种手形：三指并拢拇小分。就是二、三、四指并拢，伸直拇指和小指分开，用二、三、四指作摩、运、推、压、按等手法。

◆ 第四种手形：四指半屈拇指弓。就是拇指关节屈曲成直角，其余四指托固病人被按摩的肢体，用拇指指端作掐的手法。

◆ 第五种手形：中指弯弓余空拳。就是中指弯成弓形，其余四指屈成空拳，且自然分开，用中指指端作掐的手法。

◆ 第六种手形：共二其一。拇食指相对半圆，用拇、食两指作推拿或捻等手法。其二：拇中屈曲成半圆，就是拇中指屈曲成半圆形，其余三指轻微屈曲，且紧夹中指以助力，作拿或念等手法。

◆ 第七种手形：拇指伸直食中贴。就是拇指伸直，其余四指弯曲，且食中指指端紧贴，扶于拇指指间关节，用拇指指端作掐的手法，这种手形多用于肌肉丰满，穴位较深的部位。

（1）按手法：用拇指、食指或中指或食指并拢，按在经穴处或某一部位上，其余手指协同助力，在局部作来回直线形或圆形的按法。用一指作单侧穴位的按或二指作对称穴位的按均可。要领：施力必须由轻而重，切忌猛然重按。力量须达肌肉深部，使被按者有胀酸的感觉，但无痛感。在穴位上按时，指不移动，只是力量轻重有所增减。但在经络途径上按时，则是移动的间断性按法。若局部肌肉有硬结样病变，则可在周围作圆形的按法。作用：通滞，通络。应用：头昏痛时，用两手中指，对称按压双侧太阳穴突角穴，然后用手掌按颈后部。胸气闷时，用两手食指和中指顺肋间隙来回按压。若系列肌肉酸胀软疲轻度扭伤或腹胀，可按局部及其邻近的经穴。此外，刺激浅在的穴位如膝廖跟内跟外，亦可使用此法。

（2）摩手法：用拇指指腹或手掌之尺侧（小鱼际），在身体某部或穴位上作轻缓的盘旋摩动。以拇指摩时，其余四指起支持作用，但不用劲。根据患部的大小，可单用一拇指，也可用双手拇指，双手摩时，着力要均匀，动作要协调。要领：施力宜轻，力量应保持恒定，不能时轻时重，手法应不宜过快，使被按摩者感到肌肤舒痒和微热。作用：理气和中，止痛。应用：用于治疗各部陈旧伤、胸大肌凝气腹胀、大腿两侧肌肉拉伤及一切轻度挫伤。

说明：此法力轻而柔和，开始着力是由轻变重，结束是由重变轻。本法施行术的面较小，只限于伤处，着力轻可保持恒定。它与按法不同，按法是按而不动。摩法是手指虽不离开病人的肢体，但要移动。即所谓"按而留之，摩而去之"。在一般轻度新伤或凝气之后，可立刻施用。此法多用于狭窄、肌肤疲弱或敏感性强的部位。因此，可补助抚摩之不足。

（3）推手法：用指腹或掌根在肢体经络上作直线形的推动。推动的方向随部位而异。四肢一般由下而上，胸腹部可用单指或多指（二至三指）分开贴于体壁，由内向外作八字形的推动。要领：施力应大于摩法，直达肌肉深处，使被按摩者有舒畅轻松的感觉。在推胸部时，手指指腹应贴在肋间隙用力。作用：通经络，行气。应用：肋间肌痛，背肌酸痛或腹部胀痛，可采用此法。

（4）拿手法：用拇指或示指或拇指和中指屈成弧形，扣按在对称的两个穴位上，（如肱双穴，筋舒穴和二阳络），以对合之劲用力拿，类似针灸的透穴作用。要领：手力应贯注于指端，拿的强度以达到酸胀感为宜。拿后被按摩者感到轻松舒适。作用：通滞，调气止痛。应用：风湿性膝关节痛，可拿阴陵泉、阳陵泉。下颌关节半脱位，可拿颊车穴。头昏痛，可拿鬓角穴、池旁穴、头维穴。拿法既可用于对称的同名两个穴位上，也可用于对称不同名的两个经穴上。如膝海，膝髎穴。

（5）分手法，用双手的拇指、示指或掌面，由一处向左右方向作直线形或八字形的左右分法。分法的起点多在穴位上。要领：起手时着力应稍重，而在分动时力量应逐渐减轻。犹如毛笔画竹叶，通过分法使病人能感到舒适。作用：舒筋活络，行气镇痛。应用：头痛时，在额部印堂穴处下力，再由此向两侧作分法。颈肌僵硬时，由两侧池旁穴开始，沿颈肌向下分。腹胀痛时，由胸骨剑突处开始循两侧肋下缘作八字形分。背部肌肉麻痹时，小腿肌胀硬抽筋时，由腓隆开始沿腓肠肌循肌纤维方向分。

（6）合手法：用两手拇指或示指指腹，从一条经络线某段的两头，或两个对称穴位上（并不意味着用同名穴）向中合拢。此法恰与分法相反。合法的起点多在穴位上，止点亦往往在穴位上。要领：作合法后，应使病人有微热胀、温热感觉。作用：调和阴阳，解热散寒。应用：用于腿部出冷汗，四肢麻木，或伤后患肢感到时烧时凉等。

（7）揉手法：用手指指腹在治疗部位或穴位上作圆形或螺旋形的揉动。要领：揉动时，手指不离开接触的皮肤，力量应轻缓而均匀。使该处的皮下组织随手指间旋揉而滑动。揉时，要使病人感到舒痒微热。作用：散寒，行气，止痛。应用：用于关节、韧带伤、髌骨劳损、手指和足趾挫伤。软组织挫伤头痛，腹胀气和积食等。说明，此手法与前面的揉法大致相同，所不同的是手法动作小，多用于较小面的按摩。

（8）掐手法：使拇指食指或中指的末节呈屈曲状，以屈曲的指端通常用拇指对身体某部穴位处深深掐掐。在此法操作过程中，需用摩、分、弹、推、揉五个手法辅助。摩、分、推可先用手指摸探穴位，其目的是分开穴位附近的血管和肌腱。使局部肌肉受到轻微刺激，避免紧张。然后使用重力掐，掐到深部并进行推。需通而补者，应顺经脉的走向推动。需行而泻者，应逆经推。手法结束时，压力应逐渐减轻。并应轻揉被掐部位，避免掐部组织出血和疼痛等现象。要领：手的力量应贯注于指端，力量应深达骨面，动作不能过猛、过急，以免损伤组织，掐的强度以有酸胀感为宜。且掐后应轻揉患部，以缓解不适痛感，治疗后，患部将感到轻松舒服。作用：通经、活血、消肿、散寒、祛风和兴奋神经。应用：因虚脱而昏厥时，可掐人中，热极中暑而昏厥时，可掐涌泉。每于掐后，立刻收效。此外，治疗损伤后遗症、风湿关节痛，效果亦较显著。

第八节　创新的经穴按摩治疗法则

1. 经穴按摩的治疗法则

经穴按摩的治病原理与其他各科大同小异，就是补虚泻实，扶正祛邪，调和气血，平衡阴阳，从而达到祛病目的。《内经》说："寒者热之，热者寒之，坚者削之，客者除之，劳者湿之，结者散之，散者收之，损者益之"。都是经穴按摩的指导思想和辨证施治的原则。经穴按摩根据病情不同，临床多遵循补法和泻法两种治疗方法。

（1）补法：是补其虚弱和正气的不足。《内经》说："虚则补之"。凡虚症均可施用补法以扶正，增强人体抗病能力。达到防病和治疗的目的。补法应顺经而行，"随而济之"。补法可分为缓补和急补两种。缓补手法，宜轻柔而缓慢，时间宜长，多用顺经地掐、按、推、拿、揉等手法，使被按摩部位达到舒痒或轻度酸胀。急补手法宜重，顺经地按、推、揉、掐等，使被按摩部位达到酸胀等感觉。如掐足三里，顺经推揉，可补脾胃，强壮身体。

（2）泻法：泻即泻其实邪。《内经》说："实则泻之"。人体遭受暑热，湿热或有瘀积时，皆可泻之。泻法用力宜重，并应逆经而行迎而夺之。根据临床症状，可采用缓急不同的泻法，缓泻为逆入经，深掐，用力较重。如经推掐阳陵泉，可泻肝胆三火。

2. 选穴原则

根据受伤组织和受伤部位的不同，以及伤病与经络穴位，特定的支配关系的不同来选择合适的穴位。选穴：可概括为局部选穴，邻近选穴，远隔选穴和其他选穴四种。或单用一种或同用几种。以达到"杂全以治，各得其宜"的目的。

（1）局部选穴：是指受伤局部的范围内选穴。多用于软组织陈旧性损伤。

局部有结节状、条索状物以及变性改变等。如肱二头肌短头腱鞘炎,选肩喜穴;肩袖肌纤维炎,选冈下1、冈下2穴;踝关节扭伤选跟内、跟外穴和踝中穴等。

（2）邻近选穴:是指在伤患部位上下左右的邻近部位选穴。多用于关节肌肉损伤,在其肌腹的上下或起止点选穴。如内收肌伤,选内风市,股四头肌伤害,选膝髎穴;颈痛不适选府外穴;肩三对、小腿三头肌痉挛,选腘舒、腓隆同用。

（3）远隔选穴:是指在远隔伤患的部位选穴。多系循经取穴。根据"经脉所过,主治所在"的理论来选穴。如腰痛,选委中或腘舒;口面疾病,选合谷或谷下穴;干性坐骨神经痛,选髂腰穴。

（4）其他随症选穴:是指选伤患有关的全身性穴位。如骨伤选择骨会、大杼;筋伤选筋会、阳陵泉。诸如此:可随症选用血会膈俞;气会膻中;脉会太渊;髓会悬钟;脏会章门;腑会中脘等。

3. 临床应用

经穴按摩,临床上可以单独运用,亦可与其他疗法相配合,作为结合治疗的组成部分。在经穴按摩中,应注意手法刺激的力量适度,并随时作适当的调节,以免机体某处对刺激的敏感性降低,而影响疗效。

穴位的更换,经穴按摩每次选用的穴位,不宜过多,尤其初诊病人,每个穴位使用的次数不宜多,应与其他相类似的穴位轮换使用。或分定几个处方交替使用。

治疗时间:急性伤患,可一日1次,甚至2次,慢性伤患,一般间隔1次为宜。5~7日为一疗程。每一疗程间停5~7日。

参考文献

[1] 尚天裕，董福慧.实用中西医结合骨伤科学 [M].北京：北京医科大学，中国协和医科大学联合出版社，1997.

[2] 岑泽波.中医伤科学 [M].上海：上海科学技术出版社，1983.

[3] 郑怀贤.骨科按摩术 [M].成都：四川人民出版社，1980.

跋

中医正骨术，是我国劳动人民在长期的生产和生活过程中，同伤害与疾病作斗争所积累的宝贵经验。历史悠久，源远流长，内容丰富。为中华民族的繁荣昌盛和世界人民的健康事业作出了巨大的贡献。在治疗处理骨折损伤上，有其独特的整复手法和外固定方法，而且有一套完整的治疗原则和理论体系。

中医骨科专家李志沧，从事中医正骨工作 60 年，在总结研究四代中医祖传，运用传统经验治疗骨损伤的同时，遍访名医，深得全国著名骨科专家郑怀贤、尚天裕、张希彬、郑效文、杨国忠等老师的亲自指点传授。集各家之长于一身，更结合现代医学知识，利用现代科学方法，如 X 线的合理使用，及骨牵引，麻醉的灵活运用等中西医有机结合的治疗方法，在对全身各部各类各型、上百万例骨折损伤患者的治疗中，积累了大量成功与失败的宝贵经验。不断总结，不断学习，不断创新，不断提高，逐渐形成独具特色的创新正骨术。

中西医治疗骨折，各有所长，亦各有所短，两者都是长期以来在不同的历史文化环境中形成的医学科学，各有自己独特的理论体系和治疗方法。

西医治疗骨折，运用解剖、生理、物理、化学、X 线等现代科学知识及现代科学技术。因此对于疾病的认识比较深入细致。传统中医依赖人的固有感觉器官，用眼看，耳听，手摸和对比测量等方法来诊治骨折，施以巧妙的手法将骨折整复，使用不包括上下关节夹板的局部外固定，贯彻动静结合的原则，鼓励病人早期活动，因而关节功能恢复好，骨折的合并症、并发症及后遗症很少发生。

我们通过大量长期的临床实践认识到，在骨折治疗中，存在着动与静、筋与骨、内与外和人与物四对矛盾。动与静是四对矛盾中的主要矛盾。固定应以肢体功能活动为目标，而活动又以不能影响骨折部固定为限度，有效的固定是肢体进行活动的基础，而有节制的活动又是加强固定的必要措施。

按照辩证的观点，手法整复后，固定与运动同样重要，骨折愈合和功能锻炼恢复相辅相成，局部与整体同时兼顾。对固定只有通过患者机体的内在动力与活动相结合，筋骨并重，骨折愈合与功能恢复同时并进，内外兼治，整体治疗与局部治疗兼顾。医患配合，医疗措施须通过患者的主观能动性才能发挥作用，这一主要的新的治疗原则，使骨折治疗发生质的飞跃，效果上得到很大的提高。

在新的原则指导下，取中西医两者之长，补彼此之短，骨折的治疗范围不断扩大，疗效进一步提高。并从生物力学角度对骨折的整复、固定和功能锻炼机理确定，已阐明了它的科学道理。

中医必须积极利用先进的科学技术加现代化手段，促进中医药事业的发展，要坚持中西医结合的方针，中医西医互相取长补短，努力发展各自的优势。走发展具有中国特色的医药学的道路。中医骨伤科是医学宝库中的一颗明珠，内容丰富多彩，疗效显著确切，只要中西医互相学习，努力发挥各自的优势，把两者之长有机地结合起来，一定能逐渐形成具有我国特色的中国骨伤科学。

李志沧

2014 年 12 月于重庆涪陵

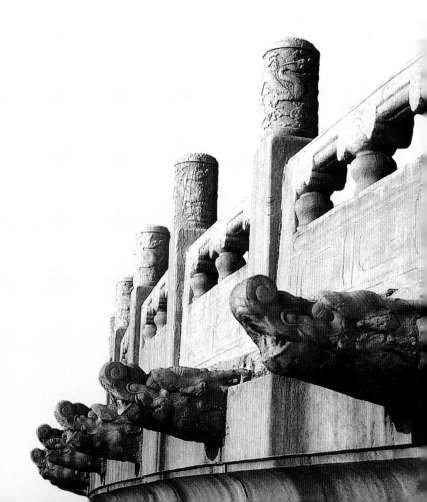